# 食物代換 增修版

## 速查輕圖典

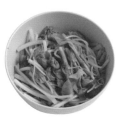

作者 財團法人奇美醫學中心營養科營養師
郭常勝、涂美瑜、邱敏甄、王柏勝、林芸甄

U0028038

suncolor
三采文化

# 圖文並茂，
# 簡單又好學！

　　飲食與疾病的關係，自古以來即受國人相當關心。爾來由於新陳代謝疾病的增加，營養與保健更是成為熱門的話題。現代人也開始注重養生，飲食的養生更不可少，而飲食養生不一定是要像一般人所謂的食補，我們也可以在平日飲食中，用一些極為尋常但營養豐富的食物，吃出健康。

　　個人認為最好的養生方法就是「均衡飲食」──即選擇多種類和適當分量的食物，提供各種營養素和恰當熱量來維持適中的體重與增進健康。俗語說：「工欲善其事，必先利其器。」一般民眾即使有些營養方面的基本知識，但對於食物相關數值的計算如營養成分、熱量多少卡等，可能由於無相對簡單計量的標準，而無從計算起。

　　本院的營養照護團隊在郭常勝主任帶領下，平時對於病患之營養照護及各種疾病飲食衛教工作，非常專業與用心，深受民眾好評。今利用一般日常容易取得的量表如標準碗、手掌、免洗湯匙、水杯等，來計算各類食物的熱量及營養成分，圖文並茂，簡單易學，相信《食物代換速查輕圖典》一書，對一般民眾在管理日常生活飲食及維護個人健康上，應有相當的助益，值得我推薦。

■財團法人奇美醫學中心院長　**邱仲慶**

# 隨學隨用，
# 掌控飲食很簡單！

　　食物是人類維持生命的基本條件，且與人的健康長壽有密切的關係。正確的飲食方式，均衡飲食的營養，是健康長壽的一項重要因素。個人行醫近三十年來的經驗，深深感受到，飲食控制是糖尿病與眾多慢性疾病控制中，最重要的一環，影響糖尿病患者每日血糖高低變化的最大的因素便是「飲食控制」，包括食物熱量及份量之攝取。

　　但是多數國人的營養知識普遍缺乏，對營養教育與知識常常困擾初學之病友及家屬，尤其對食物熱量的份量掌控與分配頗有力不從心的無奈感覺，導致信心不足，影響後續之血糖、血脂肪、血壓之控制。

　　奇美醫學中心營養科郭常勝主任，累積多年臨床教導病患營養照護知識之經驗，此次，率領該院營養團隊的多位資深營養師，一起製作簡易又方便的食物計量工具書。

　　本書內容以圖解方式，設計出可讀易學之食物熱量及營養成分計算方式，特別是創新食物分量代換法，簡單易懂，隨學隨用。相信對糖尿病等許多慢性病友及家屬，閱讀之後可以馬上掌控實際之運用，跟著營養師規劃出每日所需正確攝取之食物與熱量，更容易達到理想之控制指標。本人深感佩服，予以慎重推薦。

■台中華民國糖尿病衛教學會理事長　**許惠恒**

# 精算飲食營養，累積健康財富！

　　國人慢性疾病的風險節節升高，失去健康必然危害生活品質，引發個人與家庭的經濟危機。國際專家公認，健康或疾病，取決於生活型態；追求健康之道在於戒煙，選擇健康飲食，並且維持動態生活；其中飲食的效應最為長遠，從小到老，每日的飲食持續對身體產生影響。

　　健康即是財富，管理個人健康就像理財一樣，必須精打細算。大家對「均衡多樣」「少油鹽糖」「高纖」等健康飲食原則並不陌生，但罩門卻在「份量難估」，不易掌握各種食物的食用量，也不明白自己究竟是吃得過多或不足。

　　食物琳瑯滿目，重量與型態變化多端，每一類食物的「一份」雖然可用重量來表示，但秤重卻不方便。奇美醫院的營養團隊有豐富的專業經驗，並且熱誠用心，所製作的這套食物份量圖鑑，採取了日用的碗、匙、杯等大家熟悉的容器，以及手掌來比擬，並且針對各類食物，細心地加以科學性量化，整理出實用的通則。因此，使用上方便易懂，且相當準確。我不僅應用在調查研究和營養教學之中，也推薦給同儕和朋友使用，大家都十分肯定。「份量」的估算終於融入日常生活之中，我們有這樣的對話：「我是五兩掌，吃了一掌肉，不能再多啦；青菜多加兩碗吧！」

　　《食物代換速查輕圖典》這本實用的工具書，將是你我管理健康飲食的好幫手！

■台灣大學生物技術研究中心副主任　**蕭寧馨**

# 方便了解食物份量，有助規劃健康飲食！

健康生活型態結合優質醫療照護、支持性社會環境與國家政策，是打造全民健康的基礎，而均衡飲食是健康生活型態的要素之一。營養專業人員的重要職責，包括教育與幫助健康的民眾在日常生活中，養成並實踐健康與均衡飲食的行為，也要為罹病的民眾，巧妙運用飲食改善健康並維持生活品質。

國內屢次的營養狀況變遷調查顯示，民眾的營養知識、態度、行為三者間，較欠缺的是行動力。然而，讓民眾覺得困惑、知易行難的問題，可能是專家們習以為常的份量代換方式，讓民眾感到不易親近或運用，無法具體的了解該吃什麼、吃多少、如何搭配。

對於需要仔細計算食物份量的減重者、糖尿病患、腎臟疾病患者而言，懂得份量觀念有助於飲食規劃。《食物代換速查輕圖典》一本很好用的工具書，提供有關糖尿病與腎臟病的詳細資料，並以食物真實大小、配合生活中常用的容器，來呈現各類食物的份量，並結合日常餐飲食譜的設計，幫助民眾認識各類食物的份量。

感謝奇美醫學中心營養部優秀營養師團隊的睿智、創意與關懷，你們的慷慨分享，將嘉惠許多病友，以及參與糖尿病、腎臟病共同照護網的營養師，和其他專業夥伴，共同為全民健康而努力。

■輔仁大學民生學院營養科學系副教授　**駱菲莉**

## 營養專業作者群

# 郭常勝　　均衡飲食專業統籌序

　　近幾年來，肥胖和慢性疾病的比率不斷攀升，同時也有年輕化的趨勢，這些健康問題大多與不當的飲食習慣有關。為普及民眾正確之營養知識及食物計量觀念，本科製作《食物代換速查輕圖典》，讓專業的營養衛教師使用起來得心應手，被教育的民眾也可以輕鬆認識並計量食物。本書利用常見之餐具或手來當作食物計量工具，以圖片方式呈現，讓民眾容易辨識食物的份量，為自己的健康把關。

　　此概念獲得糖尿病衛教學會96年度「營養教育創新」特優獎，可以作為一般民眾認識食物營養及份量概念之寶貴資料，對於需要控制食物份量，遵照飲食計畫的糖尿病患者及需要體重控制的民眾，尤其具有參考價值。

# 凃美瑜　　示範食譜篇、乳品類／油脂及堅果種子類專業統籌序

　　國內慢性疾病盛行率年年有升高趨勢，慢性疾病的治療除了服用藥物外，飲食的調整應是門診醫生常會對病友的叮嚀。長期在醫院門診病房服務，發現病友常對營養師飲食衛教中六大類食物量的概念總是一知半解，無法確實執行。

　　本書以簡單口語及食材真實大小圖片方式呈現，融合營養師的實務經驗與專業知識，讀者在具備了「份量」概念後，一定能方便明確實現飲食健康。

# 邱敏甄 》》 糖尿病、全穀雜糧類專業統籌序

身為營養師，要讓糖尿病患者、高齡的阿公阿嬤、或是從沒想過要控制飲食的年輕人，清楚懂得營養代換的概念與方法，真是一大挑戰！利用我們在臨床上實際演練的經驗，找出方便取得的工具，擺脫傳統秤重測量方法，《食物代換速查輕圖典》將教您如何善用身邊的工具，輕鬆代換得健康！

# 王柏勝 》》 體重控制、蔬菜／水果類專業統籌序

為了進行飲食控制，民眾必須試著學會食物份量替換。然而，人們日常生活中，常接觸的食物超過3000種，要記憶如此龐大的食物資料庫，對一般民眾而言，是聳立的巨大屏障。

本書將六大類食物，賦予簡單的份量規則，讓飲食份量計算變得輕鬆，貼近日常生活，讓人人都能藉由飲食控制，掌握健康的人生。

# 林芸甄 》》 腎臟病、豆魚蛋肉類專業統籌序

許多患者一經醫生診斷腎臟病，生理、心理皆承受極大的壓力，透過本書解說腎臟主宰的生理功能，可以協助您建立腎病飲食控制觀念。而本書除了傳達基本的食物營養、份量概念外，也將選食祕訣、飲食規劃收錄其中。

有了這本書，就好比家中有一位專屬營養師，協助您從日常飲食做好腎臟照護。

# 目錄

## PART 1

# 你的健康，決定在吃的食物份量！

## PART 2

# 創新食物份量代換法，用看不用算！

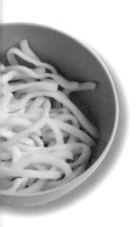
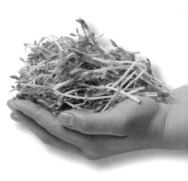

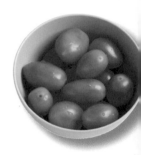

## PART 7

# 乳品類食物

乳品類食物好營養，注意份量最安心　　**192**

## PART 8

# 油脂及堅果種子類食物

要嚴加列管，但也不可或缺　　**200**

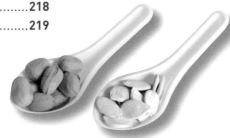

# 目錄

# 第1篇

# 你的健康，
# 決定在吃的食物份量！

不管哪一種營養素，

要是攝取過量，以致對身體產生負擔，

就可能影響你的健康，甚至致病！

注重飲食中各種營養素的份量均衡而多元，

才是健康的飲食概念！

# 為什麼
# 我需要控制飲食？

一般人如果懂得正確控制飲食，不僅能預防疾病，甚至可常保青春健康。而對於患有疾病的人，飲食控制則是穩定病情的重要方法。

## 營養也是治療疾病的一環

養成良好的飲食習慣，懂得吃營養的好食物，是一般人預防疾病、保健養生的方法之一。當醫師告訴你，應該要開始控制日常生活的飲食，就表示你所攝取的食物，它的質或量，已經到了會明顯影響健康情形的時候，也就是需要「營養治療」的時候。

「營養治療」（包括營養素的補充與飲食控制）已被認為是疾病治療的一環。以民眾較熟悉的糖尿病來說，如果飲食上沒有調整應該減少或補充的食物，很容易導致血糖不穩，且併發心臟、腎臟等病變，使得死亡的危險機率升高。從這裡就可了解，飲食控制（包括食物份量、熱量及營養成分比例）對於控制血糖以至於穩定病情，扮演著多麼重要的關鍵。

甚或像是慢性腎臟病患者，對飲食中蛋白質及某些礦物質（鈉、鉀、磷等）的攝取，必須做適當量的控制與品質的選擇，如此你的腎臟機能才不會惡化太快。心、腦血管疾病與高血壓的患者，必須控制飲食中脂肪、膽固醇及鈉的含量，否則會使病情更嚴重。高尿酸血症的患者，必須控制飲食中普林（由蛋白質代謝產生）的含量，否則會誘發痛風的發作。

還有常掛在嘴邊吵著要減肥的人，如果無法做到減肥的關鍵步驟——「控制飲食」，減肥是不會成功的。即使是健康的人，只要平

時注意食物的攝取量，維持理想的體重，也能夠有效預防疾病。

## 食物代換，控制飲食最精確

為了讓實施飲食控制不那麼龐雜且沒有標準，食物代換可以說是目前最輕鬆，也是最精確的控制飲食法。

食物代換，就是依照熱量營養素（蛋白質、脂肪、碳水化合物）的含量，將食物分為全穀雜糧類、豆魚蛋肉類、蔬菜類、水果類、奶類及油脂類等六大類，並且設定每一類食物基本份量的單位，稱為代換單位，一個代換單位的食物重量稱為「一份食物」。同一類的食物，每一代換單位（份）所提供的熱量與營養素相當，且主要營養素及份量彼此可以相互代換，雖然食物的重

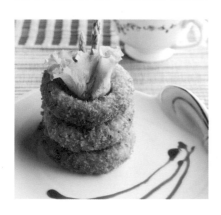

量未必相同，但是屬於同一類的食物都可以互相替換使用，使每日的飲食具有變化，但不會影響營養價值。

如果能夠熟記食物代換表，並靈活應用，除了可以幫助您精確且多方地攝取各種營養素，以符合均衡飲食的原則，更可以讓日常生活的飲食內容富於變化。

## 慢性病患者
## 最需要的飲食技法

最首要必須懂得食物代換法的人，就是前面所提到罹患慢性病（尤其是肥胖、糖尿病、腎臟病），這些人必須謹守飲食控制，才可以避免疾病惡化，因為飲食控制得當而改善疾病情況，這是我們常見的。

而近年來預防醫學的概念越來越受重視，想要建立正確的營養觀念，從日常生活中的飲食調節來預防疾病的人，也越來越多。如果大家都能懂得食物代換的概念，並懂得靈活應用本書所教的方法，將食物代換的技巧落實到日常生活中，無論是在疾病的預防或協助疾病的治療，都可輕鬆應對及事半功倍。

# 糖尿病患者 最佳的控醣利器

糖尿病是一種無法根治且需長期抗爭的疾病，但懂得「控制」「監測」「追蹤」，能減少糖尿病引起的各器官併發症，是目前最佳的保健之道。

隨著飲食西化的影響，精緻類食物充斥在我們生活中，長期精緻飲食的影響也讓糖尿病從1979年成為國人十大死因至今，且名次一直高居不下。

## 什麼是糖尿病？

糖尿病是一種終生的慢性病，是代謝異常所導致，因胰臟功能不佳，造成胰島素分泌不足或功能有缺陷，引起醣類代謝異常，以致飯前血糖值超過126mg/dL，或任何時間飯後血糖值超過200mg/dL，即為糖尿病。臨床上，血糖上升是主要的表現，這是因為體內葡萄糖無法被細胞吸收利用，所造成的糖尿病現象。

## 糖尿病與飲食的關係

葡萄糖是身體能量代謝的基本物質，大腦、肌肉各器官運作都是利用葡萄糖轉換的熱量來運轉。正常而言，食物進入體內會引起胰島素分泌，讓血中葡萄糖能順利帶入細胞內利用，但是，對於糖尿病患者而言，血中葡萄糖與胰島素之間的轉換機制出現問題，所以葡萄糖會持續停留在血液中。

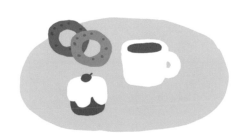

## 糖尿病患常見的併發症　（大多數糖尿病併發症是由血糖控制不佳所引起）

| 急性併發症 | 慢性併發症 |
|---|---|
| **低血糖症** | 腎臟病變 |
| | 眼睛病變 |
| **高血糖症——**<br>● 糖尿病酮酸中毒<br>● 高血糖高滲透非酮酸性昏迷 | 心臟血管病變 |
| | **神經病變——**<br>● 末梢神經病變<br>● 自律神經病變 |

飲食過量、精緻糖類食物過多，高脂高糖飲食更是糖尿病患者的無形傷害，這些飲食型態都是因為過多易消化的食物讓血糖急速上升。

血糖值越高，極可能會有急性併發症的發生，嚴重時可能昏迷、脫水，若無立即送醫可能導致死亡。

長期的高血糖，亦容易有慢性併發症的產生，例如動脈粥狀硬

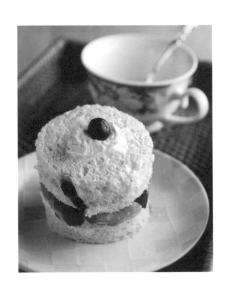

## 血糖與熱量的相互關係

$$\boxed{血糖穩定} = \begin{array}{c}適當熱量攝取\\（飲食控制）\end{array} - \begin{array}{c}熱量消耗\\（基礎代謝＋運動消耗）\end{array}$$

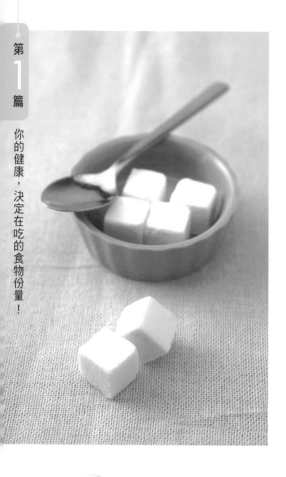

化、神經功能退化、腎臟病變、眼部病變及足部病變等。

根據每個人的身高體重，都有屬於自己的熱量消耗，才能維持各器官運轉。適當的熱量攝取及能量消耗，要在之間取得平衡，對糖尿病患者才不會有血糖忽高忽低的風險。

要保持適當的熱量攝取取決於食物份量是否合宜，六大類食物中以全穀雜糧類與水果類含醣量較高，蔬菜類纖維含量最高，如果飲食未注意而攝取過量，糖尿患者容易呈現高血糖狀態，對併發症發生率也相對地提高。

## 失去了選擇美食的權利？

大多數糖尿病患得知自己需

 **營養師的提醒**

糖尿病是最快速反應飲食控制好壞的慢性病，當餐是否攝取過量，馬上呈現在餐後的血糖數據。

糖尿病不可怕，讓人擔憂的是後續的併發症，不僅大小血管受影響、神經及視網膜都有病變的危機。做好飲食份量控制並不難，遵循糖尿病飲食原則，學會份量代換，只要當餐進食前，留心看一看是否有選擇不適當的食物、份量是否過多、高纖食物是否偏少，小小動作即能幫助你控制血糖。

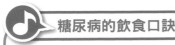

糖尿病的飲食口訣

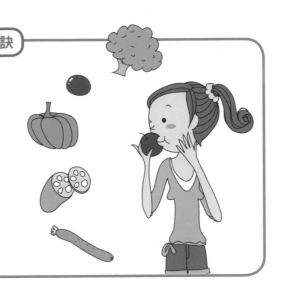

三餐定時且定量
全穀雜糧要注意
水果攝取不過量
少油高纖餐餐有
運動健身不可少
體重控制助血糖
五彩蔬菜高纖好

要做飲食控制以穩定血糖時，反應多是：「所有東西都不能吃了嗎？」對於自己選擇美食的權利被剝奪，常出現反抗心理，致使不想利用飲食控制血糖，只期望藥物控制就好，這對維持身體的健康，不是個長遠而且正確的態度。

要好好與血糖和平相處，飲食、藥物、運動三者缺一不可，其中利用飲食與運動控制血糖是最具有經濟效益，也最自然的好方法。

而飲食控制的概念也與以往不同，只要愛惜健康，學會份量控制，讓每餐攝取的食物份量固定，進入體內的總醣量固定，血糖自然穩定，美食並非禁忌。

相對地，如果不懂得食物份量分配，只是一味限制飲食，一旦造成飲食不均衡，熱量分配不均，反而容易導致營養不良，不僅對身體造成另一面傷害，維持性也不一定長久。

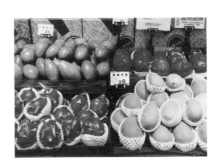

# 腎臟病患者
# 聰明減輕腎臟負擔

根據2016年國人十大死因統計，腎炎、腎徵候群及腎性病變位居第九名，末期腎臟疾病的發生與盛行率持續攀升，儼然已讓台灣成為洗腎王國。

## 早期發現，才能避免惡化

根據台灣腎臟醫學會透析病患登錄資料庫顯示，糖尿病腎病變、慢性腎絲球腎炎、腎間質性病變和高血壓性腎病變是國人發生尿毒症的主要成因，可知糖尿病、高血壓等慢性病患者是腎臟病防治之重點對象，而早期發現、早期治療、避免腎臟功能的惡化則是慢性腎臟疾病防治的核心價值。

2007年美國腎臟基金會（National Kidney Foundation, NKF）表示，慢性腎衰竭患者，若適當限制其蛋白質攝取量，可有效延緩腎臟功能惡化，如腎絲球過濾率、肌酸酐廓清率、尿中白蛋白排泄率等相關指標可獲得改善。當腎臟發生病變時，飲食治療是腎病治療重點。

## 腎臟有哪些功能？

在學習如何控制飲食之前，了解腎臟功能將有助於你在適當時機，採取應有的飲食治療，以延緩洗腎時程。

### ● 排泄體內廢物
### （含氮廢物、藥物）

血液中的廢物來自食物中所攝取的蛋白質經代謝後所產生（如尿素、尿酸）、身體肌肉組織經新陳代謝所產生（如肌酸酐）或藥物等，而腎臟藉由尿液產生過程清除體內廢物。

● 調節水分

流經腎臟的血液經腎臟過濾及再吸收後，所濾出的多餘水分形成尿液排出人體，兩個腎臟一天可以製造出1000～2400毫升的尿液。

● 維持體液電解質平衡，調節酸鹼度

鈉（鹽分）、鉀、氯、鈣、磷、鎂等電解質是維持身體器官正常功能的主要物質，由腎臟調節及排泄，此外，身體組織汰舊換新或食物中的蛋白質經代謝後產生的酸，亦由腎臟排泄，以維持血液適當的酸鹼度。

● 分泌荷爾蒙

(1)分泌腎素，以調節血；(2)分泌紅血球生成素（Erythropoietin,EPO），以刺激骨髓製造紅血球；(3)活化維生素D，以促進腸道對鈣質的吸收，以保持骨質密度與健康。

## 不能忽視的慢性腎臟疾病

自2002年起，美國腎臟基金會即對慢性腎臟疾病有了新定義，依據腎臟腎絲球過濾率（glomerular filtration rate, GFR）與腎臟損傷指標（蛋白尿或影像檢查證實腎臟病變）將慢性腎臟疾病分為五期。

## 減輕腎臟負擔最好的方法

說到慢性腎臟疾病該怎麼吃，目標只有一個就是減輕腎臟負擔，以期望中止或延緩腎功能衰

**腎臟疾病的五個階段**

| 分期 | 狀況 | 腎絲球過濾率<br>（ml/min/1.73m2） |
|------|------|------------------|
| 第1期 | 腎臟受損出現蛋白尿，但腎絲球過濾率正常或上升 | ≧90 |
| 第2期 | 腎臟受損伴隨腎絲球過濾率輕度下降 | 60～89 |
| 第3期 | 腎絲球過濾率中度下降 | 30～59 |
| 第4期 | 腎絲球過濾率嚴重下降 | 15～29 |
| 第5期 | 末期腎臟衰竭（需要透析或腎臟移植） | ＜15 |

退的速度。然患者對於該怎麼吃，甚至對吃下的食物是否足夠常存有許多迷惘，總以為少吃肉就是顧腰子，其實慢性腎臟疾病的飲食控制要非常小心及講究的。

富含蛋白質的食物，大部分也富含油脂且需要烹調，在減少豆魚蛋肉類等食物攝取的同時，也無意間減少了油脂的攝取量與烹調的用油量，長期下來容易導致慢性腎病患者體重減輕、營養不良、免疫力低下。

期間若有其他併發症（如泌尿道感染、呼吸道感染）的發生，將會加重腎功能衰退，因此需適時補充1～2樣「高熱量、低蛋白」食物以確保熱量足夠，讓食入的蛋白質能在體內作有效利用。

## 慢性腎臟疾病患者飲食原則

### ● 充分且足夠的熱量攝取

維持正常體重，並使蛋白質在體內能夠有效利用。

如果熱量攝取不足，將使身體逐漸消瘦，顯示身體組織蛋白質遭受分解，因此而生的含氮廢物亦會加重腎臟負擔。此外，因吃的不夠容易引起營養不良、血清白蛋白偏低，影響疾病治療與預

後，腎臟病患者應攝取足夠熱量以維持理想體重，而認識自己所能吃的食物份量與營養需求，才能有正確飲食。

### ● 限制蛋白質攝取

減少體內尿毒、代謝性混亂的產生，以延緩腎功能衰竭。

過多的蛋白質經身體利用後會產生較多的含氮廢物，當腎臟發生病變時，無法將身體所產生的含氮廢物排出體外，而堆積在血液中，引發中毒現象（如尿毒症）；但是，如果蛋白質攝取不足，人體會分解組織中的蛋白質以維持正常身體功能，但也會因此產生過多的含氮廢物。

因此，慢性腎臟疾病患者應攝取「適量」的「高生理價（高品質）」蛋白質，來維持及修復身體組織。

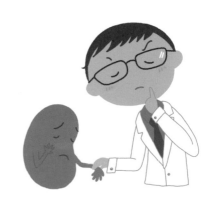

## 腎臟病患者的熱量、蛋白質攝取建議

| 慢性腎臟疾病分期 | 第1～3期 | 第4～5期 |
|---|---|---|
| 熱量攝取建議 | ● 小於60歲、適度活動者，每人每天需熱量35大卡 × 體重（公斤）。<br>● 超過60歲或活動量較小者，每人每天需熱量30～35大卡 × 體重（公斤）。<br>● 熱量供給以維持正氮平衡、適當體重及血清白蛋白濃度為調整指標。 |  |
| 蛋白質攝取建議 | ● 每人每天需蛋白質0.8克×體重（公斤）。<br>● 其中至少要有50%以上需來自高生理價蛋白質。 | ● 每人每天需蛋白質0.6克×體重（公斤）。<br>● 至少要有50%以上需來自高生理價蛋白質。<br>● 無法攝取足夠熱量時，每人每天最多可增至0.75克×體重（公斤）。 |

### 營養師的提醒

　　要改變既有的飲食習慣並不容易，首先你必須清楚地了解，毫無限制的飲食往往容易引起疾病的惡化，導致洗腎，甚至死亡的可能。

　　像是攝取過多的蛋白質食物，會增加腎絲球過濾率與腎絲球內的壓力，造成蛋白尿，進而加速腎臟衰竭速度；高鹽食物會使鹽份與水分蓄積造成四肢浮腫、高血壓，增加心血管病變與心臟衰竭的危險性；高血鉀症會造成心律不整，甚至引發死亡；鈣、磷的不平衡導致骨病變、抽筋、血管和軟組織的鈣化，繼而引發心血管病變的危險性。

　　因此，美國腎臟基金會KDOQI將低蛋白飲食療法列為慢性腎臟疾病患者醫療照護不可忽視的一部分，執行低蛋白飲食的同時，也降低了磷與鈉的攝取量，使腎臟獲得多方的助益。

# 體重控制，從食物份量開始！

世界衛生組織在2000年《健康民眾白皮書》中指出，預防重於治療是21世紀的健康目標，更將「營養」列為預防疾病第一優先的方法。

世界衛生組織在2010年的《健康民眾白皮書》中更明確建議，民眾應致力維持理想體重，體重超過標準者，應該減肥。然而坊間流傳各種減肥方法，除標榜神奇療效外，幾乎提不出醫學實證，更令有心瘦身的民眾無所適從。就此，建議您與其道聽塗說，不如聽專家怎麼說。

## 熱量控制跟理財一樣重要

良好的營養狀態，不單單強調充足的營養素，更必須注重適當的「攝取量」。學理告訴我們，額外消耗7700大卡，便能減輕1公斤的體重；反之，則會增加體重。

熱量控制是一門科學，運用在體重管理上，減肥是可以被計算及預測的。就好比財富管理一樣，是收入與支出之間的相關性。差別在「入不敷出」對經濟上或許是個危機，如運用在日常熱量控制時，卻能讓你體態苗條。相對的，若你的收入（熱量攝取量）大於支出（熱量消耗量），確確實實會讓您成為大富（腹）翁或大富（腹）婆。

如果希望維持理想體重，就要

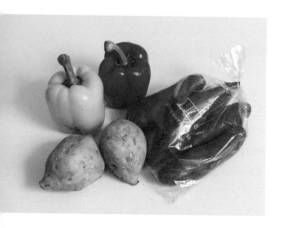

懂得控制熱量的平衡；想要減肥，就要讓熱量處於負平衡狀況。而這一進一出的熱量控制概念，注重體態健康的人不能不知道。

## 其實，肥胖是一種病

過去人們認為體重過重，僅僅是體態上的改變而已，然而，世界衛生組織早在1996年，便正式將肥胖列為一種慢性疾病，與高血壓、糖尿病等慢性病一樣，都需要接受治療。因此不注重飲食攝取量，放任自己過度進食，賠上的將不會是只有外貌，還有你的健康。

肥胖是已開發國家的健康問題，美國每年花費在體重相關疾病的醫療支出高達1000億美金，在台灣隨著社會進步，肥胖問題亦逐漸浮現。依據衛生福利部所

### 營養師的提醒

坊間流傳各式各樣的減肥方法，宣稱的效果令人存疑外，部分甚至有害身體健康。根據國內外專家建議，只要是過度強調單一食物攝取的減肥方式，幾乎都是無效的。

因為單獨攝取某一種食物，除了難以長期維持之外，更容易導致營養素不均衡；而且一旦你恢復日常飲食行為，體重便會開始回升。

減肥不是一種治療行為，而是一種生活態度，追求的是飲食習慣及運動行為的調整。體重控制沒有捷徑，更無法速成；然而，用對方法，還是可以讓你做的更輕鬆。只要熟悉食物份量代換的方法，就能讓你輕鬆掌握每日的熱量攝取，並藉此調整飲食內容，你的減重過程將會更有彈性、更有效率。

---

### BMI指數的計算方式

$$BMI = 體重（公斤） \div 身高^2（公尺）$$

※BMI標準範圍：18.5～23.9。BMI＞24體重過重；BMI＞27即視為肥胖。
※試算案例：
阿美身高158公分，體重62公斤，所以她的BMI值即：
62÷（1.58×1.58）＝24.8，算體重過重。

公布2016年十大死亡病因來分析，有半數死因以上與肥胖有直接或間接的關聯性，肥胖對健康的傷害由此可知。

## 多肥才叫胖？

目前醫學及營養界一致採用身體質量指數（Body mass index, BMI）作為評斷理想體重的指標，其計算公式如下列所述。

然而，身體質量指數計算，是代表一定身高所應有的理想體重，BMI過高表示體重過重，卻沒有考慮過重的體重，是來自於脂肪或是肌肉組織。

肌肉結實的運動員，BMI通常是偏高的，但可以將他們視為肥胖嗎？因此，合併考量身體脂

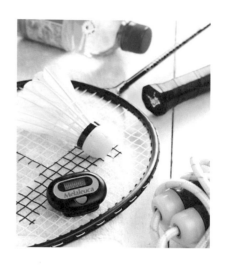

肪比例，來輔助肥胖判定是必須的。輔助使用體脂肪測量儀器來檢測體脂肪，若測得男性體脂肪超過25％；女性體脂肪超過30％，就算是肥胖。

## MEMO

..................................................................................

..................................................................................

..................................................................................

..................................................................................

..................................................................................

# 均衡飲食，
# 是最好的養生法

均衡的飲食不僅在於提供人體基本的生理需求，更是自我健康管理的重要目標。在日常生活中落實，你我都可以！

## 不當飲食，小心吃出問題

飲食是健康的基礎，對健康的影響是眾所周知，然而近幾十年來，肥胖和慢性疾病的比例不斷攀升，同時也有年輕化的趨勢，這些健康問題大多與不當的飲食習慣有關。所以說，吃，不只是吃而已，它是個人健康管理的大事，好好的吃，是一件好事，而懂得怎麼吃，是愛惜自己的第一步，它也決定了我們要吃出健康、還是吃出問題。

## 營養攝取過量的危機

每年衛生署所公布台灣地區民眾的十大死亡原因，不外乎惡性腫瘤、腦血管疾病、心臟疾病、糖尿病、事故傷害、慢性肝病及肝硬化、腎炎與其他腎病變、肺炎與肺部疾病、自殺、及高血壓性疾病等因素，其中除了事故傷害與自殺外，都與飲食有關聯。

衛生署也訂出符合人體生命期每個階段營養需求的飲食指南，但在早期的飲食指南是以增加食物攝取及避免缺乏營養為目標，並沒有考慮到食物攝取過量的問題。

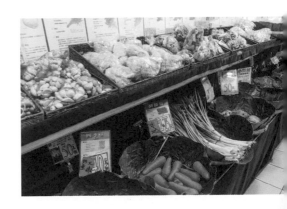

隨著社會經濟的變遷，現代的飲食指南則有所改變，漸漸重視慢性疾病的防治，所以食物的攝取不再是多多益善，而是注重「飲食的均衡」。

## 什麼是「均衡飲食」？

「均衡飲食」是指普遍選擇六大類（全穀雜糧類、豆魚蛋肉類、乳品類、水果類、蔬菜類、油脂及堅果種子類）食物以及攝取適當份量的飲食，其重要性在能夠提供各種營養素與適當之熱量來促進身體組織的生長、提升免疫力、增強抵抗力及維持適中的體重，避免營養不良或肥胖，以減少罹患心臟病、高血壓、糖尿病、腎臟病與癌症等慢性疾病。

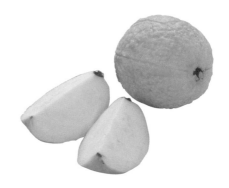

然而嬰兒、兒童及青少年欲保持正常的成長、發育與避免肥胖，成年人為了維持健康的身體與理想的體位，就必須廣泛地攝取營養素及適量的食物，以維持良好的營養狀況與標準體重，預防疾病的發生。

所以，民眾應盡量遵照衛生署所建議，在不同年齡層的「每日

### 營養師的提醒

民眾有了食物營養的基本知識，加上熟悉計量食物的觀念，即可以持續地維持身體在最佳的營養及健康狀態。有了這本食物計量圖鑑，不僅在家做得到，外食時也難不倒你。

均衡飲食是相當生活化的健康促進技巧，為了讓均衡飲食的觀念和食物代換的技巧更為普及，本書將營養知識以圖像示範，作為營養專業人員方便且有力的支援；同時也讓有心為自己的健康管理付諸行動的民眾，有進一步認識、了解、學習營養概念的方法。

飲食建議量及適當營養素比例」的均衡飲食及充足的水分，以促進健康。

## 飲食有技巧，健康不煩惱

若要依照衛生署建議的均衡飲食攝取量來定量，懂得食物份量的概念，便可簡單估算出自己營養需求的攝食量；再搭配食物代換的技巧，與隨手可得的食物計量工具，人人都可以輕鬆而精確地估算出最適合自己的飲食攝取份量，健康無虞地享受均衡營養的飲食生活。

## ✳ 看懂加工食品營養標示，也能吃得健康！

加工類食品要運用食物代換，得先認識外包裝的營養標示。2015年開始，食品藥物管理署將糖含量增列為強制標示項目，業者必須將產品中額外添加的糖量，以及食材本身原有所含的糖量，全部加總後標示。消費者可利用此資訊，清楚知道、控制自己的糖攝取量。營養標示基本涵蓋有每份計量單位的重量、熱量、蛋白質、碳水化合物、脂質、膳食纖維、鈉等成分項目，我們可以藉此了解該食物有多少營養成分。要注意是，營養標示中的「1份」是廠商分析用的單位，可別當作1整包喔！比如下方表中A餅乾內容物淨重87.5克，共含約3.5份，吃完這一整包餅乾，就是攝取了136大卡×3.5＝476大卡。而B餅乾整份是90克，吃完B牌餅乾總共攝取160大卡。乍看之下，A餅乾熱量似乎較少，實際上，B餅乾才是熱量較低的。

● A牌餅乾

| 營養標示 | | |
|---|---|---|
| 每一份量25公克 本包裝含3.5份 | | |
| | 每份 | 每日參考值百分比 |
| 熱量 | 136大卡 | 6.8% |
| 蛋白質 | 1.8公克 | 3% |
| 脂質 | 8.2公克 | 13.7% |
| 　飽和脂肪 | 4.5公克 | 25% |
| 　反式脂肪 | 0.0公克 | |
| 碳水化合物 | 14公克 | 4.3% |
| 鈉 | 200毫克 | 8.3% |
| 膳食纖維 | 0毫克 | 0% |
| 其他宣稱營養素 | | |

*每日營養素攝取量之基準值：熱量2000大卡、蛋白質60公克、脂肪60公克、飽和脂肪18公克、碳水化合物300公克、鈉2400毫克。

● B牌餅乾

| 營養標示 | | |
|---|---|---|
| 每一份量90公克 本包裝含1份 | | |
| | 每份 | 每日參考值百分比 |
| 熱量 | 160大卡 | 8% |
| 蛋白質 | 5公克 | 8.3% |
| 脂質 | 0公克 | 0% |
| 　飽和脂肪 | 0公克 | 0% |
| 　反式脂肪 | 0公克 | |
| 碳水化合物 | 35公克 | 10.9% |
| 鈉 | 1280毫克 | 53.3% |
| 膳食纖維 | 0毫克 | 0% |
| 其他宣稱營養素 | | |

*每日營養素攝取量之基準值：熱量2000大卡、蛋白質60公克、脂肪55公克、飽和脂肪18公克、碳水化合物320公克、鈉2400毫克。

營養師的提醒

　　糖尿病患須特別注意碳水化合物（又稱醣類）的含量，1包15克碳水化合物的餅乾或麵包，相當於1份全穀雜糧類的份量。還要注意標示中是否有額外添加的脂肪（油脂）及鈉量（鹽分）等潛在內容物，以減少併發症的發生率。腎臟患者選擇包裝食品時，要注意蛋白質及鈉含量，才不會選擇到高鹽食品而增加腎臟負擔；想減重的人，則注意避免落入高熱量低營養價值的食物陷阱中。

　　另外，特殊營養素宣稱的食品，也都有相關的含量規定，例如每100克高鈣固體食品的鈣含量必須達360毫克以上，而液體的則要達到120毫克以上才行。像A牌餅乾沒有標示鈣含量，就不能宣稱為高鈣餅乾。有些食品會另外標示攝取量百分比，能幫助我們知道，吃掉整份食品占1天總攝取量的比例。

## MEMO

........................................................................

........................................................................

........................................................................

........................................................................

........................................................................

# 強調純天然，食品添加物一定有害？

不是所有食品添加物都有健康危害的可能，事實上，許多食品添加物有著利大於弊的作用。

### 食品添加物＝黑心食品？

這幾年，台灣經歷了多起黑心食品事件，從三聚氰胺（Melamine）、塑化劑、萊克多巴胺（Ractopamine）、銅葉綠素（Copper Chlorophyll）、順丁烯二酸酐（Maleic anhydride），到

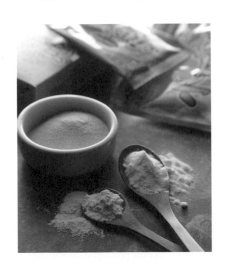

最近的蘇丹紅（Sudan）毒鴨蛋。

上述的食安事件，儘管大多數的物質不應該被添加於食物當中；卻也有能夠限量使用於口香糖、海帶、果醬等食物的銅葉綠素、台灣與國際容許殘留量不同步的萊克多巴胺。然而，民眾對於食品當中是否應該存在這些「添加物」，產生很大的疑慮。人工添加物會不會有害人體？又是否一定要純天然，才是最好、才能安全？

### 食品添加物的一體兩面

食品會加入「食品添加物」主要目的為著色、調味、防腐、漂白、乳化、增加香味、安定品質、促進發酵、增加稠度、強化

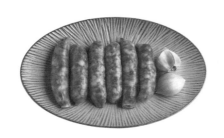

營養、防止氧化。舉凡，蔬菜麵添加的葉綠素、飲料中的阿斯巴甜、拉麵製作過程用的鹼水，或是魚丸加入磷酸鹽，這些都是食品添加物的一部分。

從這個角度出發，不難理解日常生活中要不接觸食品添加物是多困難的事，且也不是所有的食品添加物都有健康危害的可能。

事實上，許多食品添加物有著利大於弊的作用，最具代表性的就是香腸添加硝酸鹽，除了作為保色劑外，重要的是能防止肉毒桿菌中毒的發生；與之相較，亞硝胺可能帶來的危害就不是這樣嚴重了。而豆腐添加硫酸鈣更是一個添加物促進健康的範例，原本鈣質含量不高的黃豆，在製作成豆腐之後，反而成為良好的鈣質來源食物。

其他有更多食品添加物維持食品品質的例子，食物的防腐、食

用油脂的抗氧化，又或是為了避免奶茶、沙拉醬等食物油水分離的乳化劑；你可以想像這些食品在去除食品添加物後的狀態，以及可能產生的危害嗎？

## 食品添加物是市場供需問題

許多食品添加物，是因應消費習慣而存在的。

運動飲料是添加糖及電解質的水，外觀仍然是透明的，添加起雲劑可以使其變混濁，看起來會比較有價值；珍珠奶茶的奶精添加香料，來提升香味、珍珠添加修飾澱粉後不容易變硬；魚肉煉製品添加硼砂，吃起來口感更Q彈。芋頭煮熟後偏白色，但消費者卻期望芋圓是紫色的、木瓜牛奶是橘色的、低價牛排、火鍋肉片等。

食品添加物是廠商為了投消費者所好，或是不希望增加成品的狀況之下的選擇。

## 健康上的風險

綜觀上述所言，食品添加物有其存在的原因；在安全性的部分，消費者攝取合乎主管機關所

制定使用及容許添加量規範的食品，便不至於有危害身體健康的疑慮，不需要對食品添加物過度恐慌。但若想要避免攝取到非法添加物，或是長期食用食品添加物的風險，就必須從根本來改善整個食品市場。

## 消費者的自覺

飲食教育家安娜·拉佩（Anna Lappe）說到：「每一次你花的錢，都是在為你想要的世界投票。」；民眾當然有完全拒絕食品添加物的權力，畢竟在不依賴食品添加物的過去，還是能製造出各式各樣美味的食品。事實上，相較於寄望法規規範或政府監督，消費者自覺是更積極有效的做法。

消費者透過檢視食品成分標示，拒絕有食品添加物的商品；食品廠商自然會減少添加物的使用。超商販售的盒裝豆漿就是個鮮明的例子，過去我們喝的盒裝豆漿，都會被添加食用膠（如：鹿角菜膠）；但在某食品廠商推出成分只有水、黃豆、食鹽的產品，廣受消費者喜愛後，市面上已很少有添加食用膠的豆漿產品了。惟有民眾認真看待自己攝取的食物，以及接受食物天然的質地與風味，才能營造出沒有食品添加物的食品市場，從而減少非法添加的可能性。

MEMO

# 調整血糖新概念——
# 升糖指數（GI）、
# 升糖負荷（GL）

升糖指數代表特定食物可能造成提升飯後血糖的風險。而升糖負荷則代表吃了一定量的特定食物，血糖升高的風險。

## 什麼是升糖指數（GI）？

升糖指數（glycemic index，GI）是衡量人體進食醣類2小時後血糖值的影響及血糖上升幅度的指標，食物中醣類的種類繁多，進食後對血糖值影響亦各不相同。

食物在消化過程中迅速分解，且將葡萄糖迅速釋放到血液中的醣類，表示具有高升糖指數。反之，緩慢分解且將葡萄糖逐漸釋放到血液中的醣類，則具有低升糖指數。食入GI值愈高的食物，飯後血糖值會急速升高，胰臟為降低血糖，會大量釋出胰島素，使血中胰島素的濃度也升高，突增的胰島素會使脂肪組織優先取用血液中的糖和脂肪，阻礙肌肉把血糖當作能量使用，被取用的糖便逐漸囤積成脂肪。

也就是說，吃進愈容易讓血糖急速上升（高升糖指數）的醣類，愈容易增加胰島素的分泌，也愈容易發胖；反之，吃低升糖指數的食物，比較不容易胖。

## 升糖指數的檢測方式

升糖指數主要的應用價值在於決定應該選擇那一種含醣食物，被應用在體重控制及糖尿病患者控制血糖的膳食，近年也被引用於促進運動表現的用途。

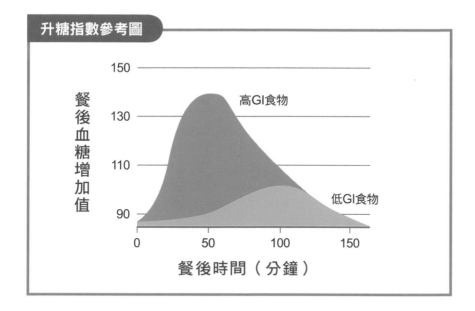

升糖指數參考圖

餐後血糖增加值

150
130
110
90

高GI食物

低GI食物

0　　　50　　　100　　　150

餐後時間（分鐘）

　　一般而言，低升糖指數的食物有益於多數人的健康。升糖指數的檢測方式為受試者吃下50公克醣類2小時後，測量其血糖在2小時內變化的總面積，除以同量的葡萄糖所造成血糖在2小時內變化的總面積，所得數值乘上100，就是這項食物的GI值。

　　一般來說，越粗糙、加工過程越少的食物其升糖指數值越低，相反的，越精緻的食物升糖指數值則越高，而GI≧70就是高升糖指數食物、56 ≦GI≦69是中升糖指數、≦55是低升糖指數。

　　升糖指數計算的基準：以食用葡萄糖50公克後2小時內的血糖增加值為基準（GI＝100）。

　　以米飯為例，糙米的GI比白米低，白米的GI值比糯米低。稻米只磨去穀殼，剩下米糠層、胚芽及胚乳的米即是糙米，而白米是進一步精製只剩胚乳。米糠層含有纖維質和礦物質，胚芽含有蛋白質和維生素，而胚乳只含澱粉。糙米的GI值低主要是因為含有豐富的纖維質，減緩澱粉的分解和吸收。而糯米的黏度和甜度都比白米高，因此其GI值最高。

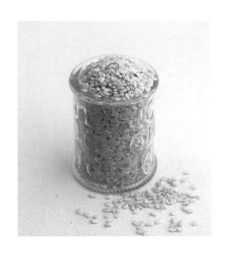

## 低GI飲食的食物選擇

1. 在眾多食品中，選擇較健康的含碳水化合物食物（如：全穀雜糧類、乳品類、水果類）。
2. 天然食物、少加工、高纖、低升糖指數食物及戒除含精製糖食物。

## 低GI飲食的好處有哪些？

1. 較有飽足感且不容易飢餓，可避免進食過量，達到體重控制效果。
2. 可避免體內胰島素過度分泌，進而減少體脂肪形成與囤積、幫助血脂調節。
3. 使消化吸收變的複雜，有助於延緩餐後血糖上升速度，利於

穩定血糖。
4. 可以協助糖尿病患者管理好血糖值，降低糖尿病併發症發生風險。

## 什麼是升糖負荷（GL）？

使用升糖指數來選擇食物可能還不盡理想，因為升糖指數只能告訴我們某種食物引起血糖上升的速度有多快，並不能告訴我們食物中醣類的含量，所以升糖指數只是「質」的量度。專家學者提出另一個與升糖指數有密切關係的概念，就是升糖負荷（glycemic load，GL），它是用來提高升糖指數的應用價值。

升糖負荷的計算是將食物所含醣類的量（公克）乘上其GI值。GL值為何重要？

舉例一，烤馬鈴薯的升糖指數是86，假設一份普通大小的焗薯中含有30克的醣類，那麼，這份焗薯的GL＝30×0.86≒26。由此可見升糖負荷是「量」的量度。又以西瓜為例，雖然其升糖指數為72，但在180公克的西瓜中只含15公克的醣類，所以其GL僅是15×0.72≒11。

舉例二，100公克的胡蘿蔔

含有8公克的醣類，而其GI值為131%即1.31，那麼其升糖負荷為8×1.31＝10.48，炸玉米片的GI值雖然比胡蘿蔔低，但是1盎司（28.35g）的炸玉米片卻含有15公克的醣類，其升糖負荷為16，因此選擇食物應考慮到醣類的含量，而非只考慮其GI值。研究發現，高升糖負荷食物比低升糖負荷食物發生心臟病的機率高出了兩倍。

食物的GL≧20屬於高升糖負荷，11≦GL≦19屬中等，GL≦10便屬於低升糖負荷。

● GL值＝食物的GI值（％）×該食物所含碳水化合物之量（g）。

● GL值會因為每次食物攝取份量的不同而改變。

● 低GI飲食：一整天飲食的GL值加總起來＜80；

● 高GI飲食：一整天飲食的GL值加總起來＞120。

利用本書，可以利用最簡單的容器學習份量概念，量的部分由容器控制，搭配GI值的選擇就能夠輕鬆達到GL值的控制囉！

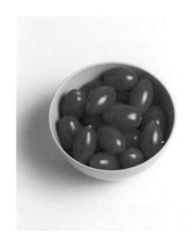

## MEMO

# 降低食物升糖指數（GI）的方法

> 在選擇食物不應只是以GI值為選擇依據，也要考量降低食物GI值的方法及注意事項。

## GI值食物運用於平日飲食，幫助大

食物的GI值會因食物的來源地、品種、成熟度及烹調加工方式等而有所不同。

低GI值食物，較具飽足感，且較不容易餓，可因此避免吃過量；糖尿病患者攝取低GI值的食物可延緩餐後血糖的劇烈上升，降低罹患心血管疾病及糖尿病併發症的風險。另低GI值且含高膳食纖維飲食可改善胰島素的抗性，讓血糖控制較平穩。故GI值食物運用在平日飲食中，無論對代謝症候群的患者，如糖尿病、體重的控制，均有很大的幫助。

影響食物GI值的因素很多，如食物的組成分、食物的加工與

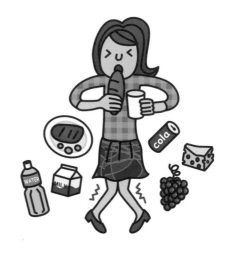

製備方式或食物中所含巨量營養素（醣類、膳食纖維、蛋白質、脂肪）等，故建議一般民眾及糖尿病患者，在選擇食物不應只是以GI值為選擇依據，也要考量以下降低食物GI值的方法及注意事項，以作為選擇食物之參考。

## 這樣做，降低食物GI值！

以下升糖指數皆以等量醣類（碳水化合物）的食物比較：

1. **食物的膳食纖維質含量**：水溶性膳食纖維質含量愈高，GI值愈低，如加車前子的麵包，因水溶性纖維較多，故比一般麵包GI值低；五穀燕麥飯及全麥吐司，其GI值較在來米、蓬萊米及白吐司的GI值低。

2. **食物的物理結構**：蓬萊米、在來米比糯米GI值低（因糯米含支鏈澱粉高，分子易水解消化）；義大利麵讓血糖上升速度較緩慢，因GI值低（是因義大利麵不是用麵粉製成，而是用麥子製成，澱粉還持續保留在蛋白質的結構中）。

3. **食物的精緻程度（加工）**：如食物越粗糙及越少加工，越能保留食物的天然成分，越不易被腸胃消化吸收，GI值愈低。（糙米GI值比白米GI值低；未經加工的燕麥比快煮燕麥GI值低）

4. **食物的結實度**：食物質地越緊密，在腸胃道內的消化速度越慢，GI值愈低。（雜糧麵包GI值比白吐司低）

5. **食物的型態**：原貌塊狀食物（水果）的 GI值比切、攪碎食物（果汁）的GI值低。

6. **食物的料理方式**：
   - **烹調方式**：水煮、清蒸的GI值比油炸、炒、煎的GI值低；生菜GI值比煮熟蔬菜GI值低。
   - **澱粉糊化程度**：乾飯的GI值比白稀飯、勾芡的食物GI值低（因稀飯含水量較多，煮時間較久，較乾飯易消化，故易升血糖）。

7. **進食速度的快慢**：細嚼慢嚥可降低GI值。

8. **胃排空速度**：脂肪與膳食纖維會延緩胃的排空速度，如牛奶含有脂肪，會延緩胃的排空，使血糖上升速度比較慢。

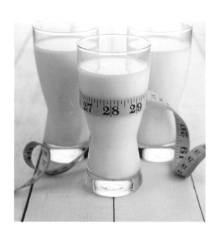

9. **食物中的三大營養素含量：** GI值只與有含醣的食物有關，故消化及吸收速度越快的含醣（碳水化合物）食物，表示GI值越高；反之，消化及吸收越慢的含醣食物，升糖指數越低。如選擇的魚和肉富含高蛋白質及脂肪，因不含醣（碳水化合物），不會直接影響血糖，但會間接影響血糖，如體內胰島素不夠，血糖升高約在進食3～5小時後。但如用餐的食物完全不含脂肪成分，胃會排空很快，可能會造成用餐後2～3小時後的低血糖。

10. **複合式食物：** 若果食物含糖還混合脂肪及蛋白質，例如：巧克力，可能因脂肪含量較高，在胃的消化速度較慢，故測得的GI值確實會較低，屬於低GI值食物，但若因此大量攝取，易導致攝取過多熱量，所以在飲食上，除了注意選擇低GI值食物，仍須留意食物中營養素比例及攝取份量，再配合均衡飲食，才能維持餐後血糖的穩定。

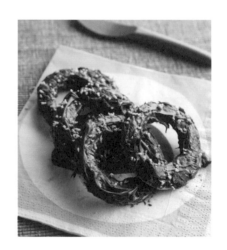

## MEMO

# 第 2 篇

# 創新食物份量代換法，用看不用算！

食物代換表不再只是數字與單位的組合，

身邊隨手可得的工具，

就是最好、最方便的工具，

今後，不論是在家做菜，還是外食，

該吃多少，不必再煩惱！

# 創新好方法，食物代換不困擾！

只要用手掌、杯、碗、免洗湯匙就可輕鬆代換，均衡健康享受美食，不再有困擾！

## 認識你要吃的食物

想要學會食物份量代換，認識六大類食物是入門基本課程。

目前根據各國標準，一共將食物分成六大類：全穀雜糧類、蔬菜類、水果類、豆魚蛋肉類、乳品類、油脂及堅果種子類，主要是將內含蛋白質、脂質、醣類及熱量含量相似的食物歸屬於同一類。

## 可互相代換的 全穀雜糧類食物

| 代表食物（一份） | 蛋白質（克） | 脂肪（克） | 醣類（克） | 熱量（大卡） |
|---|---|---|---|---|
| ● **全穀類食物**：米飯、粥、米類製品（米粉、冬粉），小麥與麵粉製品（麵條、麵包、饅頭）、早餐穀類、燕麥等<br>● **根莖類食物**：地瓜、馬鈴薯、芋頭、蓮藕、山藥、南瓜等<br>● **種子類食物**：綠豆、紅豆、菱角、蓮子、玉米、皇帝豆、豌豆仁等 | 2 | + | 15 | 70 |

## 可互相代換的**蔬菜類食物**

| 代表食物（一份） | 蛋白質（克） | 脂肪（克） | 醣類（克） | 熱量（大卡） |
|---|---|---|---|---|
| ● **各類葉菜類**<br>● **瓜類蔬菜：**胡瓜、苦瓜、冬瓜等<br>● **豆類蔬菜：**菜豆、綠豆芽、黃豆芽等<br>● **菇蕈類：**草菇、香菇、金針菇、木耳等 | 1 | + | 5 | 25 |

## 可互相代換的**水果類食物**

| 代表食物（一份） | 蛋白質（克） | 脂肪（克） | 醣類（克） | 熱量（大卡） |
|---|---|---|---|---|
| ● **各式水果**，例:蘋果、西瓜、鳳梨、櫻桃、番茄等 | + | + | 15 | 60 |

## 可互相代換的**豆魚蛋肉類食物**

| 脂肪量 | 代表食物（一份） | 蛋白質（克） | 脂肪（克） | 醣類（克） | 熱量（大卡） |
|---|---|---|---|---|---|
| 低脂 | ● **動物性：**一般魚類、草蝦、牡蠣、文蛤、豬里肌、雞肉<br>● **植物性：**麵腸、豆漿 | 7 | 3 | + | 55 |
| 中脂 | ● **動物性：**虱目魚、烏魚、肉鯽、鮭魚、鱈魚、豬大小排、雞翅、雞蛋<br>● **植物性：**百頁、豆干、傳統豆腐 | 7 | 5 | + | 75 |
| 高脂 | ● 秋刀魚、梅花肉、牛腩、香腸、五花臘肉、熱狗 | 7 | 10 | + | 120 |

## 可互相代換的**乳品類食物**

| 脂肪量 | 代表食物（一份） | 蛋白質（克） | 脂肪（克） | 醣類（克） | 熱量（大卡） |
|---|---|---|---|---|---|
| 全脂<br>低脂<br>脫脂 | ● 鮮奶、奶粉、保久奶、優酪乳、優格、起士 | 8<br>8<br>8 | 8<br>4<br>+ | 12<br>12<br>12 | 150<br>120<br>80 |

## 可互相代換的**油脂及堅果種子類食物**

| 代表食物（一份） | 蛋白質（克） | 脂肪（克） | 醣類（克） | 熱量（大卡） |
|---|---|---|---|---|
| ● **動物性油脂**：豬油、雞油、牛油等<br>● **植物性油脂**：花生油、葵花油、橄欖油、椰子油等<br>● **堅果類**：花生、瓜子、腰果、芝麻、開心果、杏仁果等 | + | 5 | + | 45 |

※「+」表示微量。

## 身邊的工具，解決食物代換的困擾！

其實，營養相關教科書上，建議民眾使用碗、碟子、湯匙為定量工具是行之有年，若能提供實體大小的圖片並學習。

善加利用身旁的好幫手——碗、免洗湯匙、手掌、260cc杯子，作為食物定量的工具，並實際將食物份量落實在日常生活中，這樣即使沒有營養師的每日菜單，也能聰明搭配適合自己份量的飲食。

## 隨手可得的工具

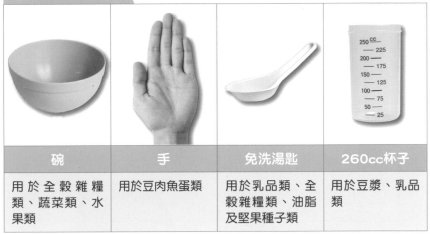

| 碗 | 手 | 免洗湯匙 | 260cc杯子 |
|---|---|---|---|
| 用於全穀雜糧類、蔬菜類、水果類 | 用於豆肉魚蛋類 | 用於乳品類、全穀雜糧類、油脂及堅果種子類 | 用於豆漿、乳品類 |

**碗** 的適用食物種類：國人飲食習慣大多使用「碗」為主要盛裝器具，尤其是全穀雜糧類中的米飯、麵條及蔬菜類食物等，都習慣以碗來盛裝，而不同種類水果大小差異懸殊，如果食用時也以碗來盛裝，不只方便定量，也能輕鬆取得。

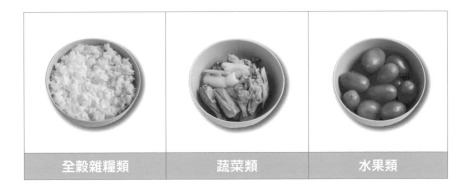

| 全穀雜糧類 | 蔬菜類 | 水果類 |
|---|---|---|

**手掌** 的適用食物種類：參考加拿大糖尿病衛教協會的資料，手掌能用來估量蔬菜及油脂量。以往營養師也常以手指寬來教導民眾認識肉類份量，但每個人手指寬大小不一，如果單以手指寬來估算，其實差異性頗大。本書創新以手掌做為豆魚蛋肉類的定量工具，事先瞭解自己的手掌大小約等於多少兩重的肉類，進食時，只要攤開你的手掌看一看大小，對於當餐的份量就可以清楚得知。

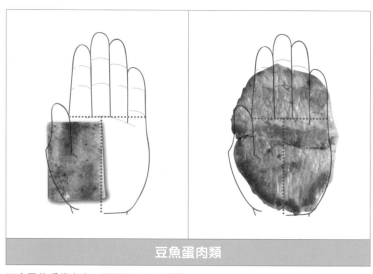

豆魚蛋肉類

※自己的手掌大小，可至P52～54測量。

**免洗湯匙** 的適用食物種類：以往對於液體食物及粉末狀食物都是以標準量匙作為定量工具，但對於民眾而言，標準量匙並不是一項隨手可得的工具，不論是外食或是家中，每個人習慣使用的湯匙大小不一，民眾對營養師描述匙數時也無法確定湯匙大小是否正確，因此選擇免洗湯匙作為本書的定量工具之一，大小統一，且方便取得，讓食物份量能在生活中落實。

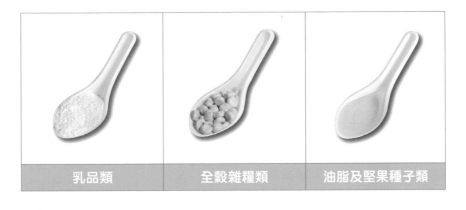

| 乳品類 | 全穀雜糧類 | 油脂及堅果種子類 |

## 260 cc 標 準 杯

**的適用食物種類：**
液體食物（例如：

鮮奶、豆漿）大多以杯子盛裝，但各式各樣的杯子大小不一，若單以「一杯」作為定量單位，常讓民眾無法判斷實體大小，因此將杯子範圍設定在260cc左右，以一杯260cc作為基本單位，方便計量。

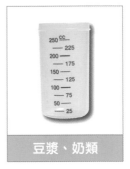

豆漿、奶類

## MEMO

..............................................................................................

..............................................................................................

..............................................................................................

..............................................................................................

..............................................................................................

# 食物份量代換，怎麼換才對？

認識了六大類食物，也了解身邊的工具選擇，接下來的重頭戲就是要學習如何作食物份量代換囉！

## Step1. 利用標準體重來計算，熱量份量最明瞭

**1.** 先算出自己的理想體重：

男性理想體重＝（身高cm－80）×0.7；女性理想體重＝（身高cm－70）×0.6

**2.** 再找出自己的活動量：

| 工作定義 | 輕度工作 | 中度工作 | 重度工作 |
|---|---|---|---|
| 活動說明 | 除約1小時的購物或通車步行和輕度手工、家事等站立之外，大部分從事坐著的工作、讀書、談話等情形。 | 除約2小時的購物或通車等步行和從事坐著的工作、讀書、辦公及談話等外，還從事機械操作、接待或家事等站立較多的活動。 | 除了上述靜坐、站立、步行等活動外，還另外從事建築、搬運、農耕等重度肌肉性工作。 |
| 每公斤體重所需熱量（大卡） | 30 | 35 | 40 |

**3.** 再從理想體重與活動量算出自己的熱量需求：

熱量需求＝理想體重（公斤）×每公斤體重所需熱量（大卡）

## Step2. 同類食物一家人，彼此互換不越界

清楚每類食物的歸屬種類後，依照自己的疾病類型（糖尿、腎病或減重），選擇適當的熱量分配後，可以開始搭配自己容易選擇的食物。例

如我的早餐需要吃4份全穀雜糧類，4份全穀雜糧類＝1碗白飯＝2碗麵條，那麼我可以選擇吃一碗白飯，或是兩碗的麵。

## 糖尿病患者的代換祕訣

1. **三餐定時定量**：暴飲暴食、三餐餐食不固定，兩者是對血糖控制最傷害的行為，選擇自己適當的熱量後，將六大類食物平均分配在三餐，依照自己的飲食計畫來選擇食物，不任意增減，是血糖控制的第一入門方法。

2. **注意全穀雜糧類**：選擇食物的時候，必須注意是否選擇到多樣的全穀雜糧類食物。例如當餐的配菜中是否有玉米、芋頭，這些食物都必須列入全穀雜糧類食物與白飯做代換。

3. **水果攝取不過量**：水果常是我們餐前或餐後休閒的食物，但是糖尿患者的水果份量就必須要嚴格把關，不能將水果做為點心任意食用，如果餐後沒有攝取水果，倒是可以保留到餐間點心食用，這樣，就不會有過量的問題。

4. **烹調方式**：炒菜應選用不飽和脂肪酸高的油脂，像是大豆油、花生油、玉米油、葵花油、橄欖油、紅花子油等；少用飽和脂肪酸含量高者，例如豬油、牛油、肥油、奶油等。烹調宜多採用清蒸、水煮、涼拌、烤、燒、燉、滷等烹調方式，避免油煎、爆炒及油炸的方式。

### 糖尿病患者這麼吃，最均衡！

| 標準熱量需求（大卡） | 1400 | 1500 | 1600 | 1700 | 1800 | 1900 | 2000 | 2100 | 2200 |
|---|---|---|---|---|---|---|---|---|---|
| 食物種類 | 所需各類食物份量 | | | | | | | | |
| 全穀雜糧類 | 7 | 8 | 9 | 9 | 10 | 11 | 12 | 12 | 12 |
| 蔬菜類 | 3 | 4 | 4 | 4 | 5 | 5 | 5 | 5 | 6 |
| 水果類 | 2 | 2 | 2 | 2 | 2 | 2 | 2 | 2 | 2 |
| 豆魚蛋肉類（中脂） | 5 | 5.5 | 5.5 | 6 | 6 | 6.5 | 7 | 7.5 | 8 |
| 乳品類 | 1.5 | 1.5 | 1.5 | 1.5 | 1.5 | 1.5 | 1.5 | 1.5 | 1.5 |
| 油脂及堅果種子類 | 盡量低油烹調 | | | | | | | | |

※分配原則：醣類<50%、蛋白質15～20%、脂肪30～35%。

## 體重控制患者食物代換祕訣

1. **每天減少500大卡熱量**：一星期可以減少3500大卡，相當於0.5公斤體重；一個月下來可減少2公斤體重，是較理想的減肥速度。過度嚴格的熱量限制可能會造成營養不良，影響身體健康。

2. **利用低熱量食物提升飽足感**：比較起全穀雜糧、油脂及堅果種子類，相同熱量的蔬菜跟水果類可食重量多很多。減重飲食雖限制熱量攝取，但透過食物種類替換，仍可減輕飢餓感，緩和飲食控制的不適感。

3. **烹調方式須注重**：以下減重飲食份量每天烹調用油約2湯匙，至多滿足油炒或生菜的少許調味用。油炸或油煎烹調方法，坊間生菜沙拉的美乃滋量，都會超出飲食計劃量。

4. **多喝水**：增加食物中蛋白質含量可提升當餐飽足感，蛋白質代謝的氮廢物會透過尿液排出，多喝水可確保排尿正常。

### 搭配運動

可增加熱量消耗量，擴大能量負平衡，提升減重速度。如果你想要雕塑曲線、改善體態，就更需要透過適當的運動輔助喔！

## 腎臟疾病患者食物代換祕訣

1. **計算所需熱量與蛋白質需求**：瞭解自己所需的熱量與蛋白質，絕對是腎臟疾病患者的飲食計劃之首要步驟，才能有目標地減少腎臟負擔。

2. **豆魚蛋肉類**：每日蛋白質來源

**體重控制患者這麼吃，最均衡！**

| 普通飲食熱量 ↓ 普通飲食熱量 | 1900 ↓ 1400 | 2000 ↓ 1500 | 2100 ↓ 1600 | 2200 ↓ 1700 | 2300 ↓ 1800 | 2400 ↓ 1900 |
|---|---|---|---|---|---|---|
| 食物種類 | 所需各類食物份量 | | | | | |
| 全穀雜糧類 | 5 | 6 | 7 | 8 | 9 | 10 |
| 蔬菜類 | 4 | 4 | 4 | 4 | 4 | 4 |
| 水果類 | 3 | 3 | 3 | 3 | 3 | 3 |
| 豆魚蛋肉類（低、中脂） | 5.5 | 6 | 6 | 6.5 | 7 | 7 |
| 奶類（脫脂） | 1 | 1 | 1 | 1 | 1 | 1 |
| 油脂及堅果種子類 | 盡量低油烹調 | | | | | |

須有1/2～2/3量來自高生理價蛋白質（如豆魚蛋肉類），尤其是血基質鐵含量高的肉類（如牛、豬）。

3. **全穀雜糧類**：善用低蛋白澱粉製品（西谷米、粉圓及粉粿）作為點心或三餐中選擇一餐以低蛋白澱粉（如冬粉、米粉等）替代米飯類，以降低低生理價蛋白質攝取量；為增加熱量攝取，烹調方式得要改變，建議以植物油炒製烹調。

4. **天天三蔬二果**：蔬果中富含鉀，視尿量及血鉀值選適當蔬果。

5. **乳品類及其製品**：含有豐富的優質蛋白質，但同時也是高磷、高鉀的食物類別，若能以市售低蛋白營養品（如三多低蛋白配方LPF等）替代奶類，則可多攝取1份血基質鐵含量高的肉類，且又能兼具熱量補給。

6. **油脂與堅果種子類**：避免食用動物性油脂（如豬油、牛油）。同屬油脂類之堅果種子類（如葵瓜子、開心果）所含的磷較高且蛋白質品質較差，要適量適時攝取。

7. **適時補充低蛋白點心**：選擇愛玉、果凍、洋菜凍或番薯粉、太白粉、藕粉、西谷米、粉圓及粉粿等煮熟後呈透明的低蛋白澱粉食物，並加糖水以增加熱量攝取。若三酸甘油脂偏高，則以糖飴、糊精替代單醣類。

## 腎臟疾病患者這麼吃，最均衡！

| 熱量（大卡） | 1400 | 1500 | 1600 | 1700 | 1800 | 1900 | 2000 | 2100 | 2200 |
|---|---|---|---|---|---|---|---|---|---|
| 蛋白質攝取量（克） | 35～40 | | 40～45 | | 45～50 | | 50～55 | | 60 |
| 食物種類 | 所需各類食物份量 | | | | | | | | |
| 全穀雜糧類 | 6 | 6 | 6 | 7 | 8 | 8 | 8 | 8 | 8 |
| 蔬菜類 | 3 | 3 | 3 | 3 | 3 | 3 | 3 | 3 | 3 |
| 水果類 | 2 | 2 | 2 | 2 | 2 | 2 | 2 | 2 | 2 |
| 豆魚蛋肉類(低、中脂) | 3 | 3 | 3.5 | 4 | 4 | 4 | 4.5 | 5 | 5 |
| 油脂及堅果種子類 | 6 | 7 | 7 | 7 | 8 | 8 | 9 | 9 | 9 |
| 低蛋白澱粉 | 3 | 4 | 5 | 5 | 5 | 5 | 5 | 6 | 8 |
| 低蛋白營養品 | 1 | 1 | 1 | 1 | 1 | 2 | 2 | 2 | 2 |

※分配原則：醣類55%、蛋白質10%、脂質35%。
※低蛋白營養品1份（含1份醣）＝三多低蛋白配方（LPF）5匙＝益富易能充半包＝亞培腎補鈉1/4罐。

# 手掌大小測量模型

厚度約1公分的三兩手掌、四兩手掌與五兩手掌，分別代表3份、4份、5份豆魚蛋肉類食物。每個人的手掌大小不同，先測量一下自己的手掌大小，就可以方便計量豆魚蛋肉類食物喔！

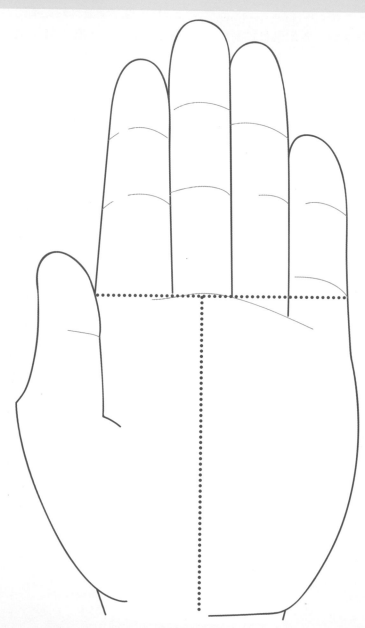

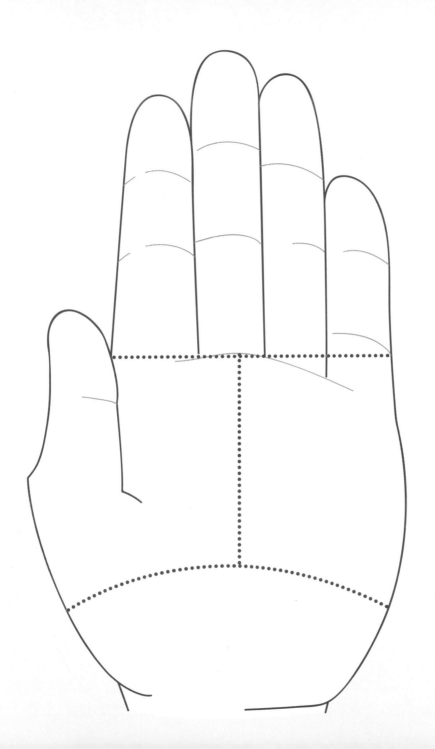

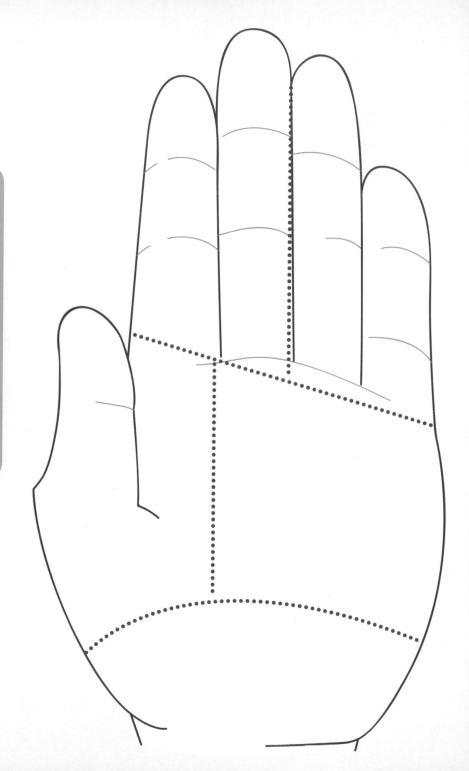

# 1比1計量工具實物對照圖

用什麼裝,就用什麼量!全新開發的食物份量代換法,所用的計量工具,是常用的碗、免洗湯匙、260cc標準杯,以及自己的手掌。但是,這些工具大小會不會跟自己以為的不一樣?以下為各用具的實物大小,直接比對,清清楚楚!

**260cc 標準杯**

用於計量:豆漿、乳品類

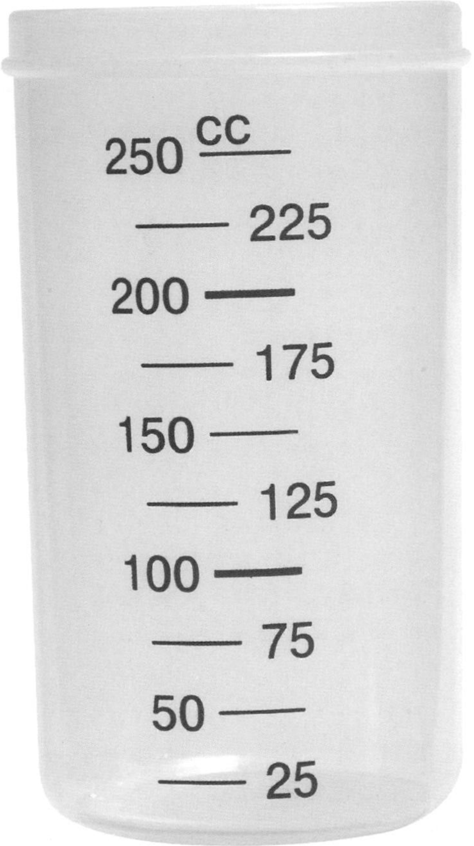

```
         CC
250 ——
      —— 225
200 ——
      —— 175
150 ——
      —— 125
100 ——
      —— 75
 50 ——
      —— 25
```

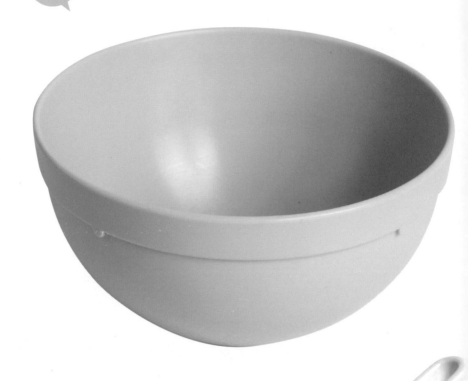

**碗** 用於計量：全穀雜糧類、蔬菜類、水果類

**免洗 湯匙** 用於計量：乳品類、全穀雜糧 類、油脂及堅果種子類

# 第 **3** 篇
# 全穀雜糧類食物

全穀雜糧類食物,是人體主要攝取的熱量來源,

其中大量的澱粉對糖尿病患的影響尤其巨大,

一不小心就容易使血糖失衡。

如何攝取全穀雜糧類食物中的營養,

又能平衡血糖,懂得食物份量代換是不二法門!

# 全穀雜糧類，
# 代換選食有訣竅！

一天活力的主要來源，該怎麼吃？除了飯、麵，還有別的選擇！把
你的碗、免洗湯匙拿出來，想吃什麼，隨你換！

## 全穀雜糧類食物是哪些？

- **全穀類食物**：米飯、粥、米類製品（米粉、冬粉），小麥與麵粉製品（麵條、麵包、饅頭）、早餐穀類、玉米、燕麥等。
- **根莖類食物**：地瓜、馬鈴薯、芋頭、蓮藕、山藥、南瓜等。
- **種子類食物**：綠豆、紅豆、菱角、蓮子、玉米、皇帝豆、豌豆仁、花豆等。

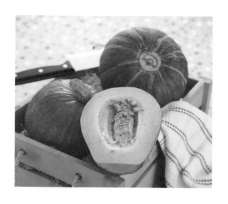

## 用碗、免洗湯匙最好量

依照進食時盛裝食物的工具來選擇計量工具就對了！此外，每種食物呈現的份量大小也不一致（例如麵的1份是半碗、飯的一份是1/4碗），換算時要特別注意喔！

- **碗**：飯、麵條、稀飯、根莖類食物、菱角、蓮子等。
- **免洗湯匙**：早餐穀類、玉米、燕麥、紅豆、綠豆等。

後續圖示以全穀類1份（約1／4碗）為計算。

## 糖尿病患的選食祕訣

全穀雜糧類含醣量高，相對地對血糖影響大，除了米飯及麵食食物之外，容易受到忽略的食物

還有番薯、芋頭、南瓜、紅豆等食物。糖尿病患只要記得這些食物每1份的呈現有多少，依當餐應該攝取的總量來替換，在外飲食就不用怕沒有秤重而吃過量。

圓及粉粿等煮熟後呈透明的澱粉食物。

## 體重控制要注意

全穀雜糧類又稱為主食類，或是澱粉類，為三大營養素中「醣類」的主要來源，熱量高，且易消化吸收，常讓減肥人士避之唯恐不及。許多人甚至認為減肥飲食，就是不吃澱粉類的飲食。

想要實行這類減重法，最好在專業醫護人員的監督下執行，以免醣類吃多了，達不到干擾脂肪代謝的效果；吃不夠，又會加重酮酸中毒的風險。

## 腎臟病患者的選食祕訣

為避免增加腎臟負擔，腎臟病患者須多注意以下攝取原則：
(1)主食類的選擇為低蛋白澱粉優於米食，而米食又優於麵食；
(2)適時補充含熱量高且蛋白質含量極低的食物作為點心，例如：番薯粉、太白粉、玉米粉、澄粉、藕粉、西谷米、粉

### 低蛋白澱粉食物有哪些？

一份低蛋白澱粉
=
西谷米（粉圓）20克（2湯匙）
=
馬鈴薯粉20克
=
樹薯粉20克
=
地瓜粉20克
=
玉米粉20克
=
蓮藕粉20克
=
米粉（乾）20克
=
冬粉20克
=
米苔目（濕）60克
=
番薯60克
=
市售低蛋白澱粉米20克

※同時有糖尿病的患者，須將低蛋白澱粉合併總醣量（份數）計算，1份低蛋白澱粉＝1份醣類。

# 飯

1 份

- 白飯**1**份＝薏仁**1**份＝**1/4**碗滿的飯。
- 1碗滿滿的飯就是4份囉！

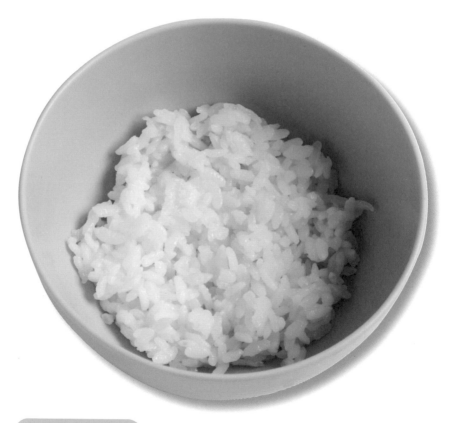

**【營養成分表】**  ※「＋」表示微量。

| 每 份 | 熱 量 | 蛋 白 質 | 脂 肪 | 醣 類 |
|---|---|---|---|---|
| | **70**大卡 | **2**克 | ＋ | **15**克 |

# 熟麵條

● 熟麵條**1**份=**半** 碗滿=稀飯**半** 碗
　　=**1/4** 碗滿的飯。

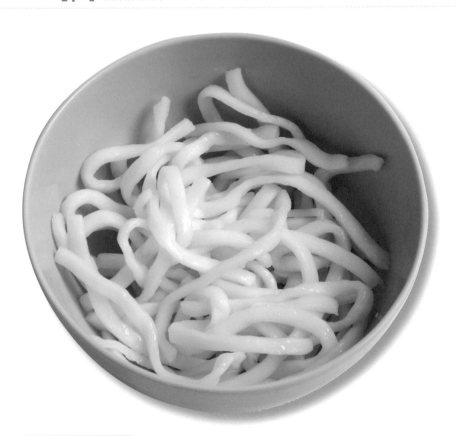

| 【營養成分表】 | ※「+」表示微量。 | | | |
|---|---|---|---|---|
| | 熱　量 | 蛋白質 | 脂　肪 | 醣　類 |
| **每 份** | **70** 大卡 | **2** 克 | **+** | **15** 克 |

# 米粉

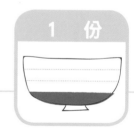

1 份

- 米粉**1**份=**半**碗滿=**1/4**碗滿的飯。

- 米粉是低蛋白澱粉的選擇之一喔！

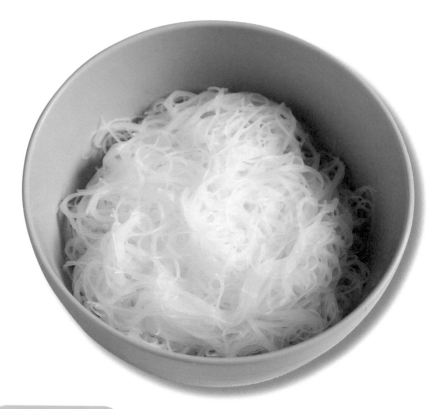

【營養成分表】　※「+」表示微量。

| 每份 | 熱量 | 蛋白質 | 脂肪 | 醣類 |
|---|---|---|---|---|
| | **70**大卡 | **2**克 | **+** | **15**克 |

# 冬粉

- 冬粉**1**份=**半**碗滿=**1/4**碗滿的飯。

- 想要控制蛋白質，可將主食換成冬粉。

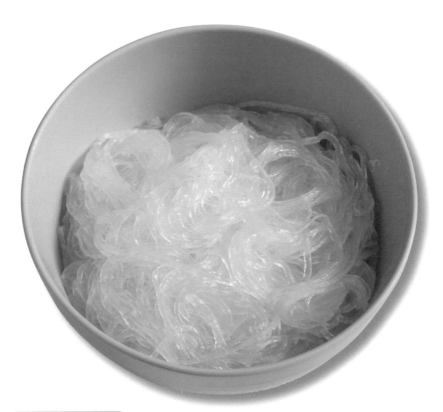

【營養成分表】　※「＋」表示微量。

| | 熱　量 | 蛋白質 | 脂　肪 | 醣　類 |
|---|---|---|---|---|
| 每 份 | **70**大卡 | **2**克 | **＋** | **15**克 |

# 米苔目

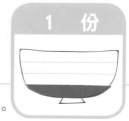

1 份

- 米苔目 **1**份=**半**碗滿=**1/4**碗滿的飯。

- 米苔目的蛋白質量比麵條及米飯少，是腎病患者控制蛋白質時的好選擇！

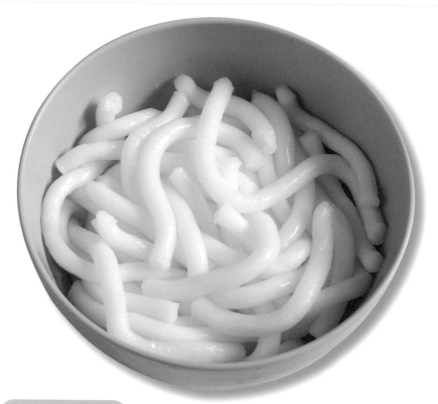

## 【營養成分表】 ※「﹢」表示微量。

| 每份 | 熱量 | 蛋白質 | 脂肪 | 醣類 |
|---|---|---|---|---|
| | **70**大卡 | **2**克 | **﹢** | **15**克 |

# 通心粉

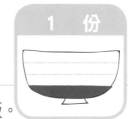

● 通心粉**1**份=**半**碗滿=**1/4**碗滿的飯。

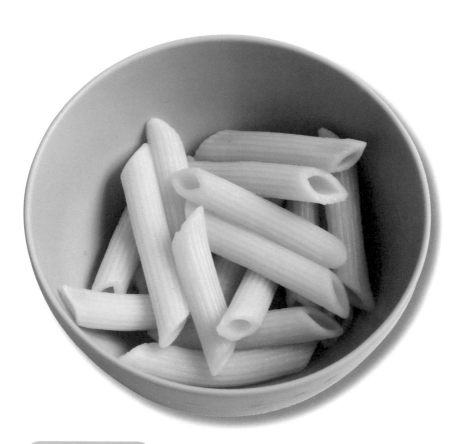

| 【營養成分表】 | ※「+」表示微量。 | | | |
|---|---|---|---|---|
| **每 份** | 熱 量 **70**大卡 | 蛋白質 **2**克 | 脂 肪 **+** | 醣 類 **15**克 |

# 地瓜

1　份

● 地瓜**1**份＝**半**碗滿＝**1/4**碗滿的飯。

● 屬於低蛋白澱粉，適合腎病患者食用。

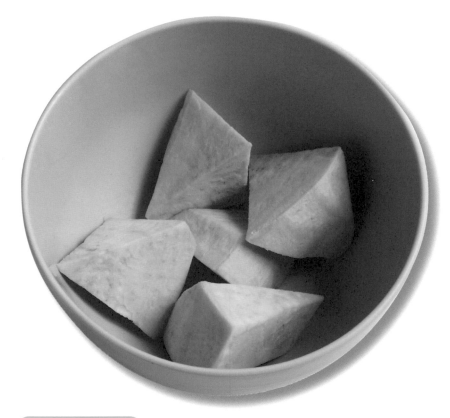

【營養成分表】　※「＋」表示微量。

| 每 份 | 熱 量 | 蛋白質 | 脂 肪 | 醣 類 |
|---|---|---|---|---|
| | **60**大卡 | **＋** | **＋** | **15**克 |

# 芋頭

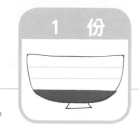
● 芋頭**1**份=**半**碗滿=**1/4**碗滿的飯。

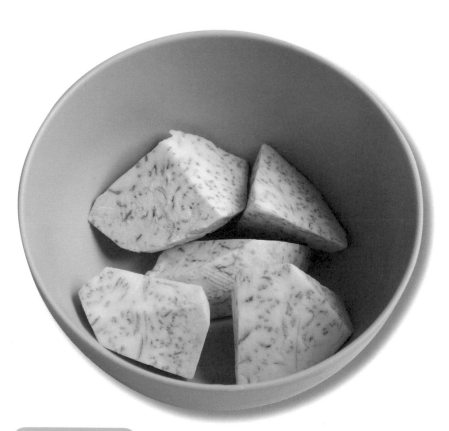

【營養成分表】　※「+」表示微量。

| 每 份 | 熱 量 | 蛋白質 | 脂 肪 | 醣 類 |
|---|---|---|---|---|
| | **70**大卡 | **2**克 | **+** | **15**克 |

# 南瓜

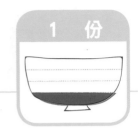

1 份

● 南瓜**1**份＝**半**碗滿＝**1/4**碗滿的飯。

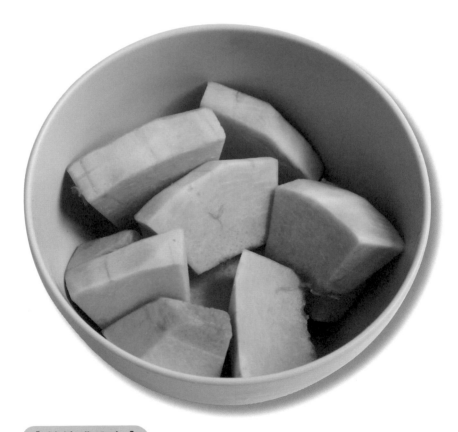

【營養成分表】　　※「+」表示微量。

| 每 份 | 熱 量 | 蛋白質 | 脂 肪 | 醣 類 |
|---|---|---|---|---|
| | **70**大卡 | **2**克 | **+** | **15**克 |

# 菱角

1 份

● 菱角**1**份＝約**8**顆＝**1/4**碗滿的飯。

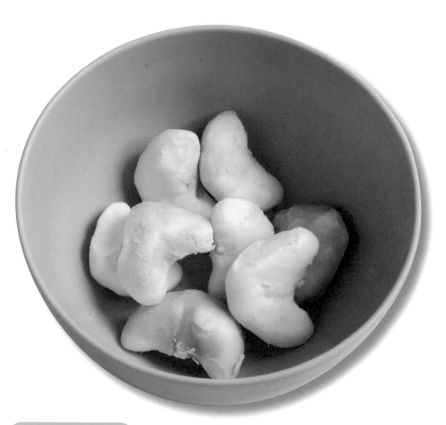

【營養成分表】　　※「＋」表示微量。

| 每份 | 熱量 | 蛋白質 | 脂肪 | 醣類 |
|---|---|---|---|---|
| | **70**大卡 | **2**克 | **＋** | **15**克 |

# 蓮藕粉

1 份

- 蓮藕粉 **1** 份 **20** 克 **= 2** 匙免洗湯匙 **= 1/4** 碗滿的飯。

- 蓮藕粉含較低的蛋白質，是腎友補充熱量的點心選擇！

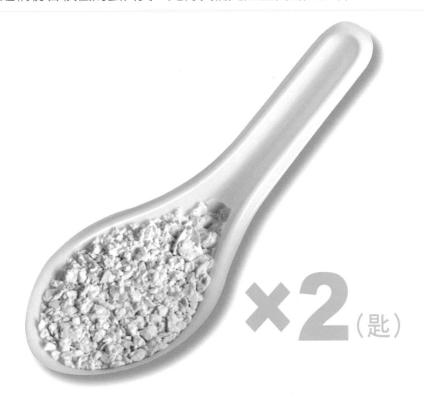

**×2** (匙)

| 【營養成分表】 | ※「＋」表示微量。 | | | |
|---|---|---|---|---|
| **每份** | 熱量 | 蛋白質 | 脂肪 | 醣類 |
| | **70** 大卡 | **2** 克 | **＋** | **15** 克 |

# 綠豆

- 綠豆**1**份**25**克**=**生綠豆**2**匙免洗湯匙 **=**熟綠豆**3**匙免洗湯匙。

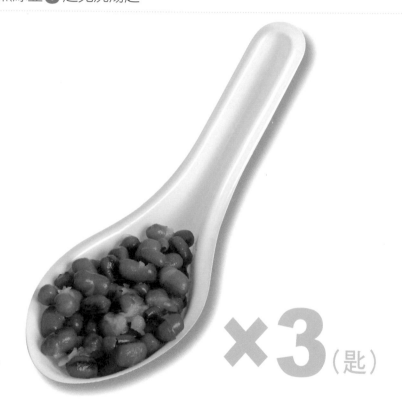

**×3**（匙）

【營養成分表】　　※「+」表示微量。

| | 熱量 | 蛋白質 | 脂肪 | 醣類 |
|---|---|---|---|---|
| 每份 | **80**大卡 | **5**克 | **+** | **15**克 |

# 五穀粉

1 份

● 五穀粉**1**份**20**克**=2**匙免洗湯匙
**=1/4** 碗滿的飯。

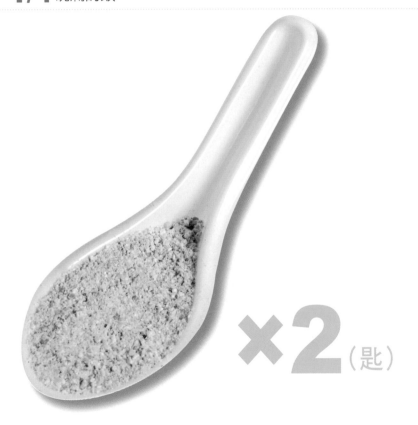

**×2**(匙)

【營養成分表】　　※「+」表示微量。

| 每 份 | 熱 量 | 蛋白質 | 脂 肪 | 醣 類 |
|---|---|---|---|---|
| | **70**大卡 | **2**克 | **+** | **15**克 |

# 薏仁粉

1　份

● 薏仁粉**1**份**20**克**=2**匙免洗湯匙
**=1/4**碗滿的飯。

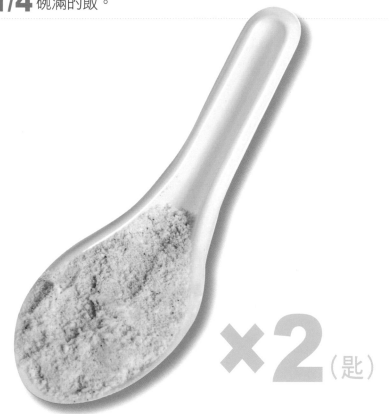

**×2**（匙）

【營養成分表】　　※「+」表示微量。

| 每 份 | 熱 量 | 蛋白質 | 脂 肪 | 醣 類 |
|---|---|---|---|---|
| | **70**大卡 | **2**克 | **+** | **15**克 |

# 玉米

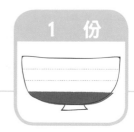

1 份

- 帶梗甜玉米**1**份**140**克**=2/3**根（8公分）。

- 玉米粒**1**份**85**克**=5**匙免洗湯匙。

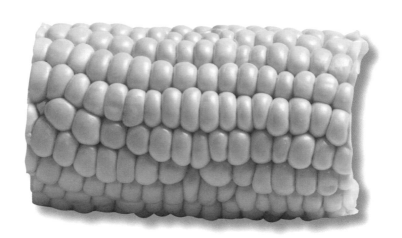

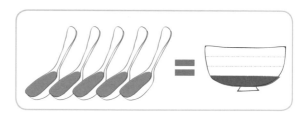

【營養成分表】　　※「+」表示微量。

| | 熱　量 | 蛋白質 | 脂　肪 | 醣　類 |
|---|---|---|---|---|
| 每 份 | **70**大卡 | **2**克 | + | **15**克 |

# 燕麥片

1 份

● 燕麥片**1**份**20**克**=3**匙免洗湯匙
 **=1/4** 碗滿的飯。

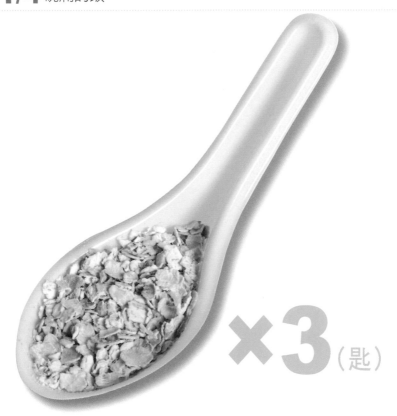

**×3**（匙）

| 【營養成分表】 | ※「+」表示微量。 | | | |
|---|---|---|---|---|
| **每 份** | 熱 量 | 蛋白質 | 脂 肪 | 醣 類 |
| | **70** 大卡 | **2** 克 | **+** | **15** 克 |

# 紅白小湯圓

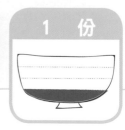

1 份

- 小湯圓**1**份=**2**匙免洗湯匙
  =**1/4**碗滿的飯。

- 小湯圓不起眼，份量可不少，過節時別忘情吃過頭！

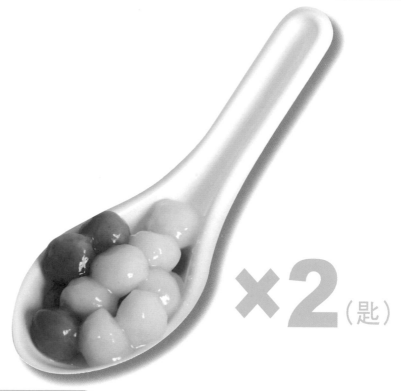

**×2**（匙）

【營養成分表】　※「+」表示微量。

| 每 份 | 熱　量 | 蛋白質 | 脂　肪 | 醣　類 |
|---|---|---|---|---|
| | **70**大卡 | **2**克 | **+** | **15**克 |

# 波霸粉圓

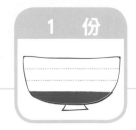

- 波霸粉圓**1**份**=2**匙免洗湯匙 **=1/4**碗滿的飯。

- 約8湯匙就有1碗飯的熱量,糖尿病患或體重控制者要小心份量。

- 屬於低蛋白澱粉,適合腎病患者食用。

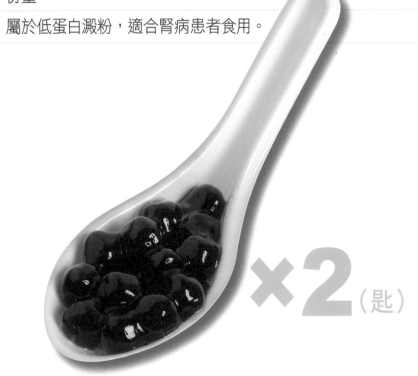

**×2**(匙)

全穀雜糧類

## 【營養成分表】

※「+」表示微量。

| 每 份 | 熱 量 | 蛋白質 | 脂 肪 | 醣 類 |
|---|---|---|---|---|
| | **70**大卡 | **2**克 | **+** | **15**克 |

# 吐司(薄)

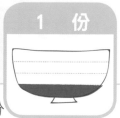

- 吐司**1**片＝長10公分✖寬10公分✖高1公分

- 市售鮮奶吐司大小都比1份吐司大，1片約全穀雜糧類**2**份。

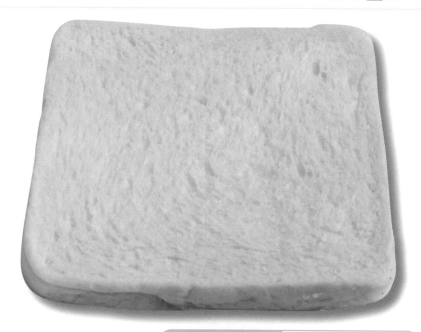

薄吐司**vs.**鮮奶吐司

**1份** VS. **2份**

【營養成分表】　※「＋」表示微量。

| 每份 | 熱量 | 蛋白質 | 脂肪 | 醣類 |
|---|---|---|---|---|
| | **70**大卡 | **2**克 | **＋** | **15**克 |

# 饅頭

※本圖為實物大小的60%。

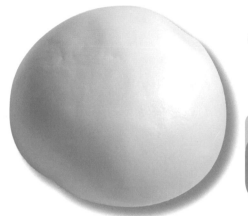

- 山東大饅頭比較紮實，看起來跟市場饅頭差不多大，卻是有**5**份的全穀雜糧類。

【營養成分表】

| 1個 | 熱量 | 蛋白質 | 脂肪 | 醣類 |
|---|---|---|---|---|
| | **350**大卡 | **10**克 | **+** | **75**克 |

- 市售全麥饅頭**1**個相當於**3**份的全穀雜糧類。

【營養成分表】

| 1個 | 熱量 | 蛋白質 | 脂肪 | 醣類 |
|---|---|---|---|---|
| | **210**大卡 | **6**克 | **+** | **45**克 |

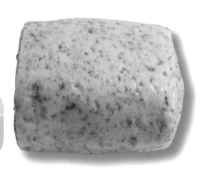

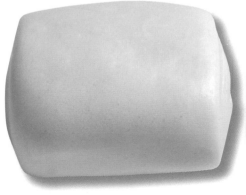

- 市場饅頭**1**個**＝1**碗飯。

【營養成分表】

| 1個 | 熱量 | 蛋白質 | 脂肪 | 醣類 |
|---|---|---|---|---|
| | **280**大卡 | **8**克 | **+** | **60**克 |

※「+」表示微量。

# 栗子

1 份

● 帶殼栗子(熟)**1**份**50**克，約**4**顆
**=1/4**碗滿的飯。

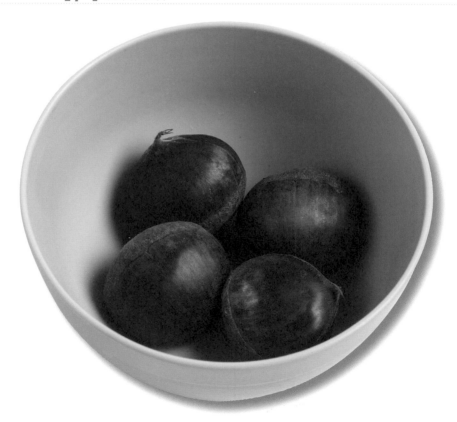

【營養成分表】　※「+」表示微量。

| 每 份 | 熱　量 | 蛋白質 | 脂　肪 | 醣　類 |
|---|---|---|---|---|
| | **70**大卡 | **2**克 | **+** | **15**克 |

# 蕎麥

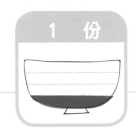
● 蕎麥**1**份**20**克=**2**匙免洗湯匙
=**1/4**碗滿的飯。

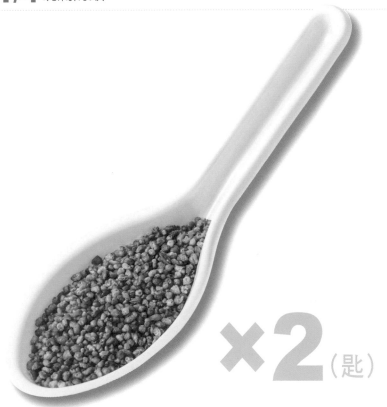

**×2**(匙)

【營養成分表】　※「+」表示微量。

| | 熱　量 | 蛋白質 | 脂　肪 | 醣　類 |
|---|---|---|---|---|
| 每　份 | **70**大卡 | **2**克 | **+** | **15**克 |

# 藜麥

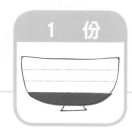

1 份

● 藜麥可單煮，也能跟白飯混和。

● 藜麥**1**份**20**克**=2**匙免洗湯匙
**=1/4**碗滿的飯。

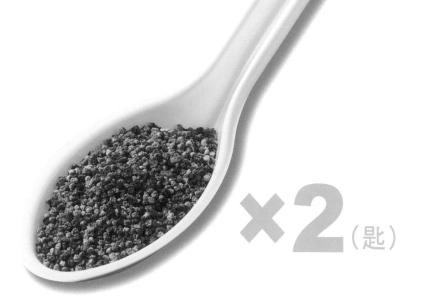

**✕2**(匙)

【營養成分表】 ※「+」表示微量。

| 每 份 | 熱 量 | 蛋白質 | 脂 肪 | 醣 類 |
|---|---|---|---|---|
| | **70**大卡 | **2**克 | **+** | **15**克 |

# 糙米飯

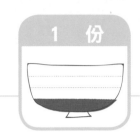

1 份

- 糙米飯**1**份**40**克**=1/4** 碗滿的飯。

- 糙米飯比白飯多了許多膳食纖維及維生素B群。

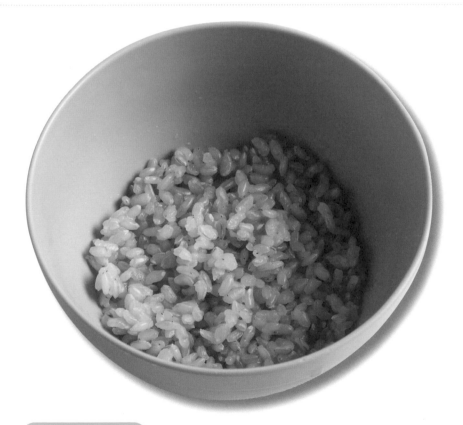

| 【營養成分表】 | ※「+」表示微量。 | | | |
|---|---|---|---|---|
| **每 份** | 熱 量 **70** 大卡 | 蛋白質 **2** 克 | 脂 肪 **+** | 醣 類 **15** 克 |

# 去殼大麥

1 份

- 去殼大麥飯（熟）**1份40**克**=1/4**碗滿的飯。

- 去殼大麥飯有豐富纖維質，又是低GI的食物，很適合當主食選擇。

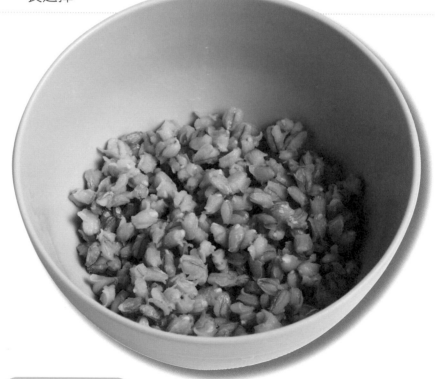

【營養成分表】 ※「＋」表示微量。

| 每 份 | 熱 量 | 蛋白質 | 脂 肪 | 醣 類 |
|---|---|---|---|---|
| | **70**大卡 | **2**克 | **＋** | **15**克 |

# 糙薏仁

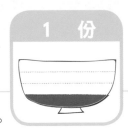

● 糙薏仁飯**1**份**40**克**=1/4** 碗滿的飯。

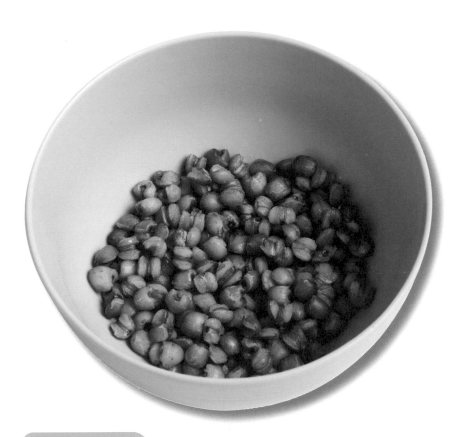

【營養成分表】　　※「＋」表示微量。

| 每份 | 熱量 | 蛋白質 | 脂肪 | 醣類 |
|------|------|--------|------|------|
|  | **70**大卡 | **2**克 | **+** | **15**克 |

# 營養室現場 Q&A

## ✳ 怎麼選購穀類食物？該怎麼保存比較好？

選購穀類食物，從外觀上可注意以下幾點：

● 摸摸看穀粒是否堅實，均勻完整，沒有發霉，無砂粒、蟲等異物。
● 多種穀類跟花生一樣，保存不當容易發霉產生黃麴毒素，選購時要特別注意外觀。
● 不要買太精白的白米，與糙米比較起來除了減少營養成分之外，也可能摻入些有害物質。

### 保存上則要注意

● 放在密閉、乾燥容器內，置於陰涼處。
● 勿存放太久或置於潮濕之處，以免蟲害及發霉。

### 購買小訣竅

● 可多採用市面上的小袋裝米，保鮮度佳，也不用擔心吃不完存放過久。
● 到有信譽的商店或販賣店購買。
● 購買回來後，若發現品質不良時，不可食用。

## ✳ 少吃飯對身體有沒有影響？

許多人為了減肥不敢吃飯，找了各式各樣的替代食物來滿足口慾，其實，適當的全穀類食物攝取不只能讓你有飽足感，更能幫助脂肪燃燒。米飯中含有豐富的維生素$B_1$、E，更能提供一整天活力的營養素，如果長期攝取不足，不只精神會變差，也容易有心情憂鬱的問題。

## ✳ 為什麼高纖五穀食品常在排毒餐中出現？

人體腸道中有一層代謝快速的黏膜表皮細胞，這些黏膜細胞有部分會因自然淘汰或是進食的食糜沖刷而剝落，如果能夠選擇高纖食物，例如地瓜、糙米、五穀米等，這些剝落細胞就能跟膳食纖維一同排出，而達到清潔腸胃道的功能。

# 第**4**篇
# 蔬菜類食物

說到蔬菜類食物，不僅熱量低，有助消化，

也各自含有不同的營養素，

幾乎是所有的飲食指南中，

第一推薦、可多方攝取的好食物。

只要盡量少油、低溫烹調，

人人都可吃得健康無負擔！

# 豐富多元營養，蔬菜常伴最健康

蔬菜類食物富含的膳食纖維，是其他種類食物中所缺乏的，更是人體所需的重要營養素。攝取充足的蔬菜，對健康大有幫助喔！

## 蔬菜類食物有哪些？

- **葉菜類**：菠菜、空心菜、地瓜葉、莧菜等。
- **瓜類**：胡瓜、苦瓜、冬瓜等。
- **豆類**：菜豆、綠豆芽等。
- **菇薯類**：草菇、香菇、金針菇、木耳等。

## 要吃幾份？用碗最好量

吃飯時大部分都以碗來盛菜，計量時，用碗來量最方便！

## 糖尿病患的選食祕訣

對糖尿病患而言，膳食纖維是穩定血糖的天然良藥，蔬菜類食物更是每餐不能缺少的。蔬菜攝取份量是糖尿病患唯一可不用限制的，每餐至少一份蔬菜（約半碗）才能夠幫助血糖控制喔！

但相對地，烹調用油就非常重要，台灣蔬菜烹調習慣是以炒的方式為主，若炒太油，會讓心臟血管受到威脅，這樣沒攝取到蔬菜的好處，反而攝取到過多油脂，所以糖尿病患者選擇蔬菜時可放心選擇各式蔬菜，多注意一下烹調用油即可。

## 體重控制患者的選食祕訣

蔬菜類所富含的纖維素除具腸道環保、預防慢性病的功能外，最重要特性是不會被人體消化吸收而產生能量；體積大又具吸水力，對減肥的人來說，是一個低熱量又可提供飽足感的食物，甚至會建議用在飢餓時補充。跟米飯比較起來，蔬菜類的熱量約只

有1/3，體積卻多了一倍；也就是說，如果省下1/4碗米飯不吃的熱量，你可改換吃1碗半的青菜。

在這個不能吃，那個也不能吃的減重飲食計劃中，蔬菜是唯一不會被限制的食物。然而，凡事總有例外，在阿金減重法中，每一份蔬菜類所含的5克醣類，就必須被納入每日可攝取的總醣類克數來計算，可不能隨心所欲的亂吃喔！另外要提醒大家，蔬菜熱量低，但油炒烹調後，總熱量就得加計油脂所提供的熱量。

## 腎臟病患者的選食祕訣

腎病患者之低蛋白飲食仍是以均衡飲食為基礎（調整三大營養素攝食比例），而1份蔬菜類（如100克生重蔬菜、煮熟後約半碗）約可提供1克蛋白質和5克醣類；1份水果類（如切好擺在碗裡約8分）約可提供15克醣類，因此建議每天至少應攝取新鮮的3份蔬菜和2份水果。

此外，各式蔬果應交替食用，增加選食之多樣性。然而，鉀離子普遍存於各類蔬果中，令腎病患者困擾的是蔬菜和水果種類繁多，醫院的營養衛教單上，針對含「鉀」食物的控制總洋洋灑灑列出一堆食物禁忌，讓人不知所措。

要提醒的是，並非所有的腎病患者都須限鉀，當每日尿量少於1000cc或血中鉀離子濃度偏高（嚴重會造成心律不整，甚至引發死亡）時則需限制鉀的攝取。限鉀者的蔬菜類食物攝取原則：(1)蔬菜類可先燙過，去湯汁後再油炒、加鹽食用；(2)勿選用低鈉鹽、美味鹽、薄鹽醬油等含鉀量高的調味品；(3)攝取足夠的纖維質以促進排便，可避免因便祕而引發鉀離子的累積。

### 常見蔬菜的鉀含量一覽表

| 鉀含量/份 | 低 | 中 | 高 | 極高 |
|---|---|---|---|---|
| 毫克 | ＜100 | 101～200 | 200～300 | ＞300 |
| 代表食物 | 蒲瓜<br>葫蘆瓜<br>胡瓜<br>絲瓜 | 白蘿蔔<br>芥菜<br>茭白筍<br>苦瓜 | 胡蘿蔔<br>青江菜<br>油菜<br>蘆筍 | 莧菜<br>菠菜<br>空心菜<br>金針菇／洋菇 |

※限鉀者的蔬菜可先燙過，去湯汁後再油炒、加鹽即可食用。

# 小白菜

● 這是**100**克已去根部、未煮熟的小白菜，為**1**小白菜的可食量。

生

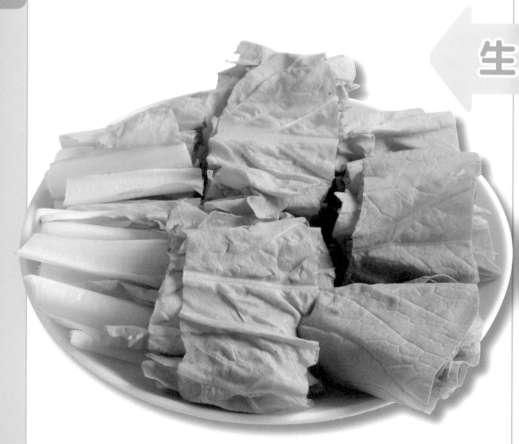

※本圖為實物大小的70%。

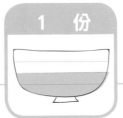

1 份

● 小白菜的收縮率會隨著烹煮時間而增加，
水煮烹調方式體積損失最多，**1**份熟的小白菜約有**半**碗。

熟

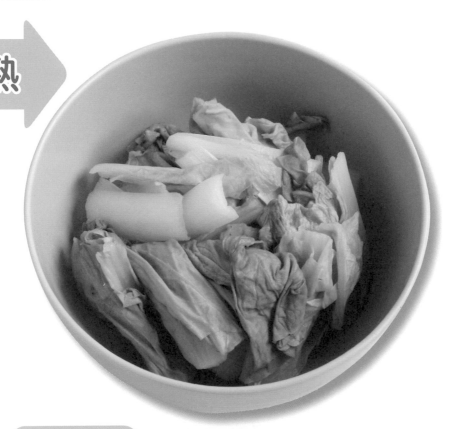

【營養成分表】　※「+」表示微量。

| 每 份 | 熱 量 | 蛋白質 | 脂 肪 | 醣 類 | 膳食纖維 |
|---|---|---|---|---|---|
| | **25**大卡 | **1**克 | **+** | **5**克 | **1.3**克 |

# 白杏菜

● 這是已去除根部、**100**克未煮熟的白杏菜，因較蓬鬆之
緣故，體積看起來較龐大。

生

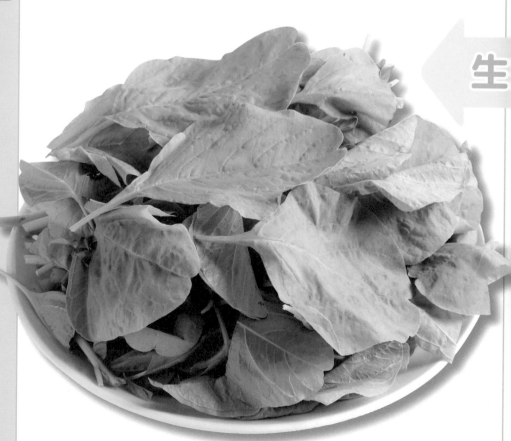

※本圖為實物大小的70%。

1 份

- 白杏菜的收縮率會隨著烹煮時間而增加，
  煮的越軟，體積變得越小。

- 質地適中之白杏菜，**1**份熟的白杏菜約有**半**碗。

熟

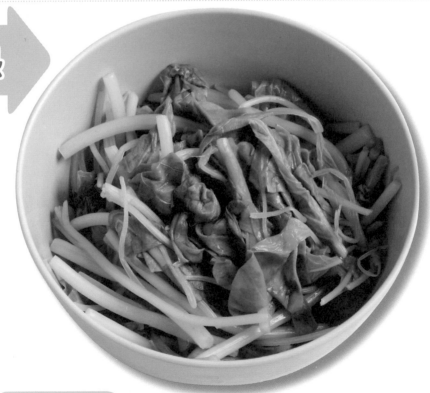

【營養成分表】　　※「+」表示微量。

| | 熱　量 | 蛋白質 | 脂　肪 | 醣　類 | 膳食纖維 |
|---|---|---|---|---|---|
| 每 份 | 25大卡 | 1克 | + | 5克 | 2.4克 |

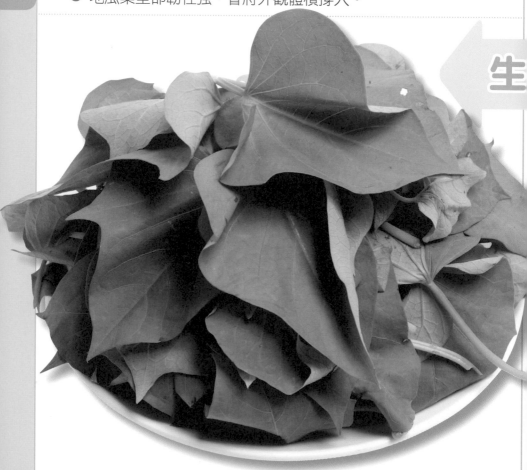

# 地瓜葉

- 這是已去除根部、**100**克未煮熟的地瓜葉，為**1**份蔬菜的量。

- 地瓜葉莖部韌性強，會將外觀體積撐大。

生

※本圖為實物大小的70%。

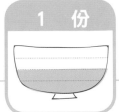

1 份

● 地瓜葉是民眾常食用的青菜之一,對照未煮熟前之圖片,不難看出烹煮後體積的改變。

● 煮熟的地瓜葉**1**份約有**半**碗。

**熟**

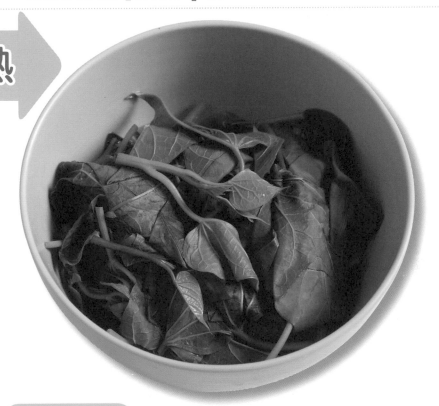

【營養成分表】　　※「+」表示微量。

| | 熱　量 | 蛋白質 | 脂　肪 | 醣　類 | 膳食纖維 |
|---|---|---|---|---|---|
| **每 份** | **25**大卡 | **1**克 | **+** | **5**克 | **3.3**克 |

# 油菜

● 這是已去除根部、**100**克未煮熟的油菜，為同株油菜切
段，梗、葉的比例平均。

生

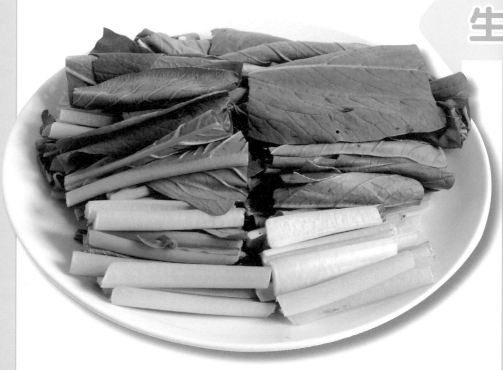

※本圖為實物大小的70%。

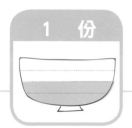

1 份

- 油菜收縮率約86%，**半**碗為**1**份蔬菜。

- 菜梗的收縮率較小，如果攝取葉菜類的梗部，要達到1份蔬菜的攝取量，需攝取到碗的8分滿。

熟

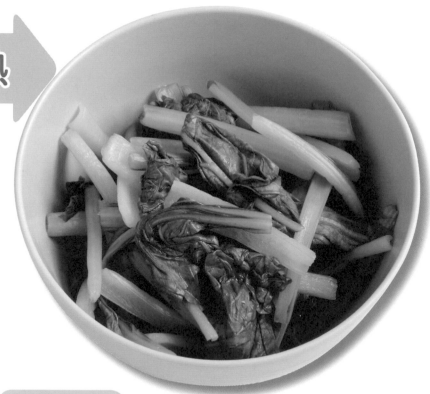

【營養成分表】　※「＋」表示微量。

| 每 份 | 熱 量 | 蛋白質 | 脂 肪 | 醣 類 | 膳食纖維 |
|---|---|---|---|---|---|
| | 25 大卡 | 1 克 | ＋ | 5 克 | 1.6 克 |

# 絲瓜

● 去皮切塊後的絲瓜 **100** 克，為 **1** 份蔬菜量。

生

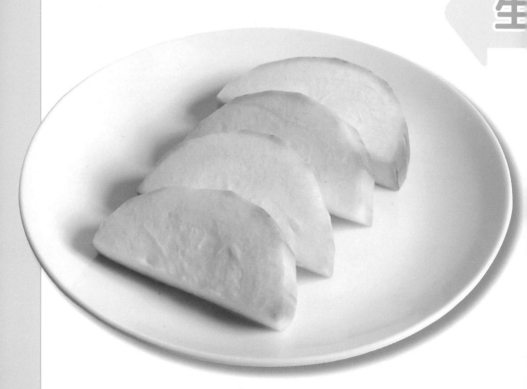

※本圖為實物大小的70%。

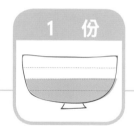

1 份

● 蔬

菜

類

● 絲瓜的份量受烹調時間影響大，**100** 克絲瓜完全煮軟後，體積不到**半**碗。

● 多吃蔬菜多健康，想成**半**碗不忘記。

熟

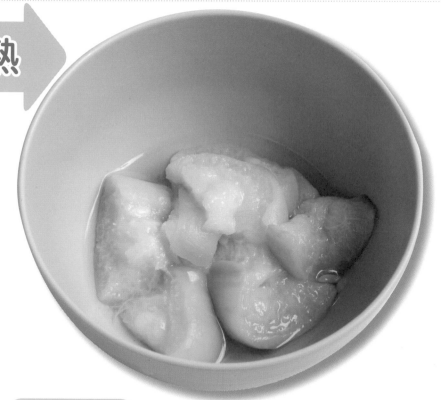

【營養成分表】　　※「＋」表示微量。

| | 熱　量 | 蛋白質 | 脂　肪 | 醣　類 | 膳食纖維 |
|---|---|---|---|---|---|
| 每 份 | **25**大卡 | **1**克 | **＋** | **5**克 | **0.6**克 |

# 高麗菜

● 這是**100**克未煮熟的高麗菜，葉片間空隙大，外觀體積感覺也會較大。

● 生高麗菜絲，體積會增加更多。

生

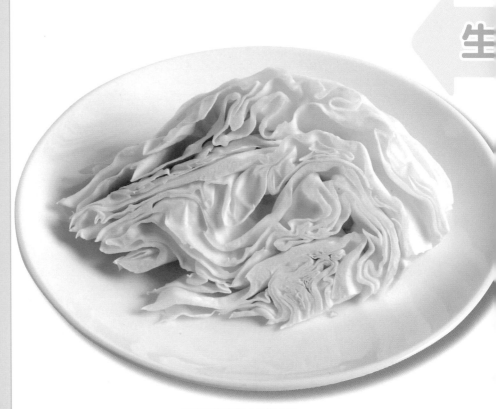

※本圖為實物大小的70%。

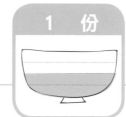

● 這是**100**克煮熟的高麗菜，高麗菜膨脹收縮率雖是98%，但煮熟高麗菜，體積減少很多。

● **1**份高麗菜約有**半**碗。

熟

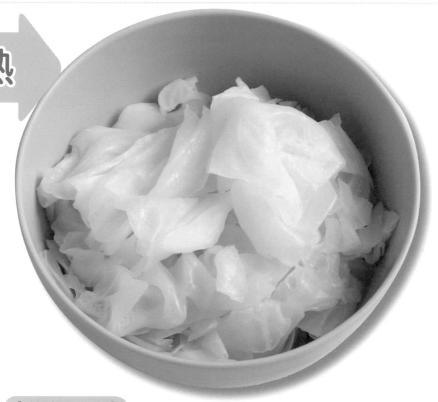

【營養成分表】 ※「+」表示微量。

| 每 份 | 熱 量 | 蛋白質 | 脂 肪 | 醣 類 | 膳食纖維 |
|---|---|---|---|---|---|
| | **25**大卡 | **1**克 | **+** | **5**克 | **1.3**克 |

# 冬瓜

● 圖片是已完全去皮去子的冬瓜，未烹調前重量為**100**克，等於**1**份蔬菜量。

生

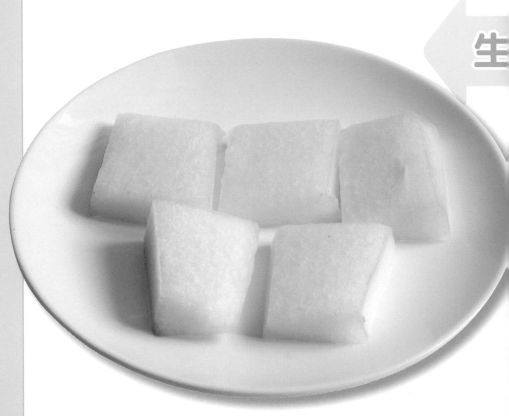

※本圖為實物大小的70%。

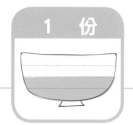

1 份

- 但冬瓜含有豐富水溶性纖維，較長時間水煮可能會纖維流失，使體積變小。

- 冬瓜烹調後體積變化小，**1**份煮熟的冬瓜約有**半**碗。

熟

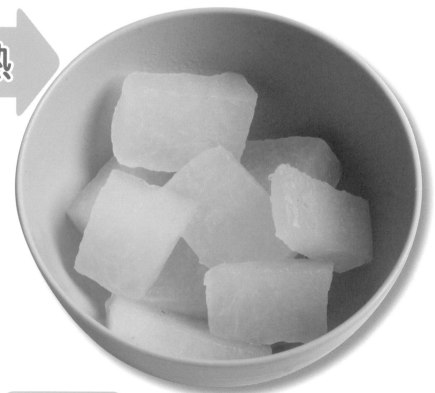

【營養成分表】 ※「+」表示微量。

| 每 份 | 熱　量 | 蛋白質 | 脂　肪 | 醣　類 | 膳食纖維 |
|---|---|---|---|---|---|
| | **25**大卡 | **1**克 | **+** | **5**克 | **1.1**克 |

# 竹筍

● 這是已完全去皮，切成塊的竹筍，未煮熟前的**1**份重量為 **100**克。

生

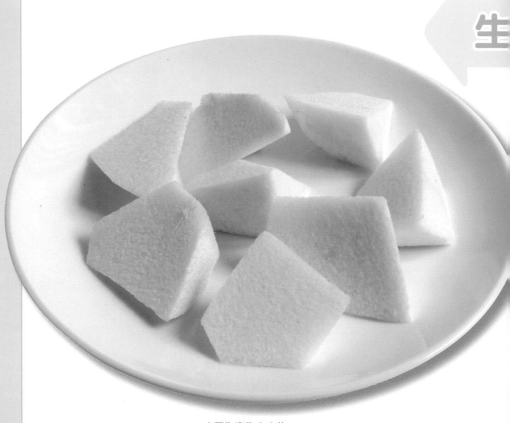

※本圖為實物大小的70%。

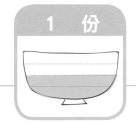

1 份

- 竹筍的重量膨脹收縮率為100%，外觀體積幾乎沒有變化。

- **1**份熟竹筍的量，約為**半**碗。

熟

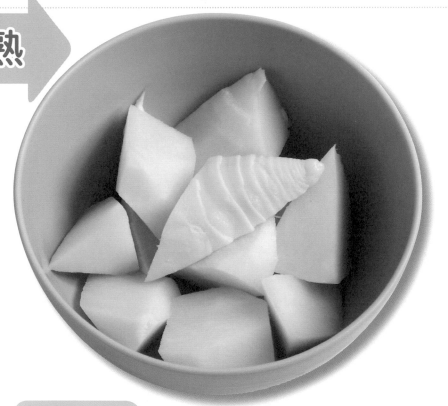

【營養成分表】　※「+」表示微量。

| 每 份 | 熱　量 | 蛋白質 | 脂　肪 | 醣　類 | 膳食纖維 |
|---|---|---|---|---|---|
| | **25**大卡 | **1**克 | **+** | **5**克 | **2.3**克 |

# 金針菇

- 金針菇很少生食，大多會烹調後食用。

- 圖為切除根部後**100**克金針菇，體積明顯比根莖類蔬菜大。

生

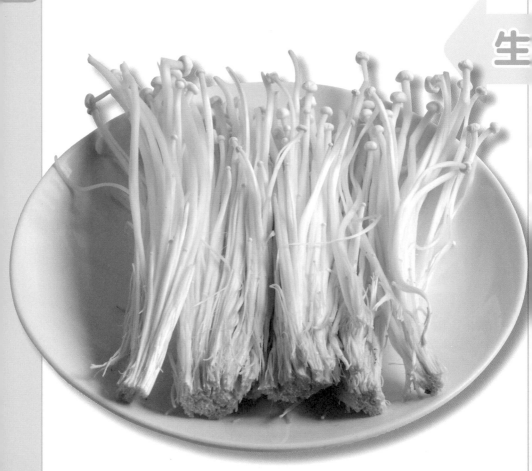

※本圖為實物大小的70%。

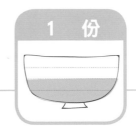

● 金針菇烹調前後差異大，體積減少很多。

● **100** 克金針菇煮熟後，約為 **半** 碗。

熟

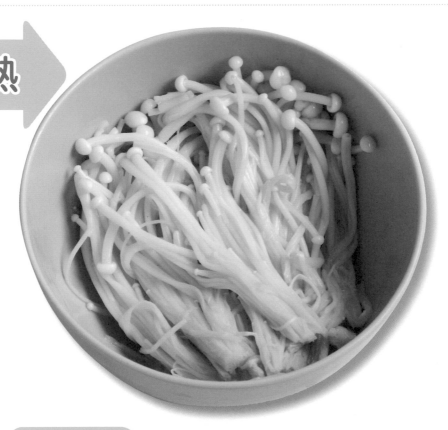

【營養成分表】　※「+」表示微量。

| | 熱　量 | 蛋白質 | 脂　肪 | 醣　類 | 膳食纖維 |
|---|---|---|---|---|---|
| 每 份 | **25** 大卡 | **1** 克 | **+** | **5** 克 | **2.3** 克 |

# 玉米筍

● 去殼去鬚的玉米筍**100**克，為**1**份蔬菜的量。

生

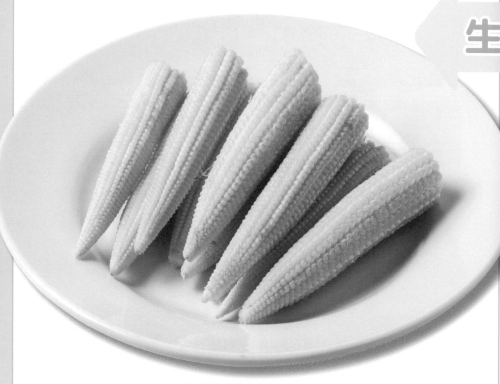

※本圖為實物大小的70%。

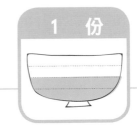

- **100**克米筍烹調後，體積變化不大。

- **1**份玉米筍煮熟後，約**半**碗。

熟

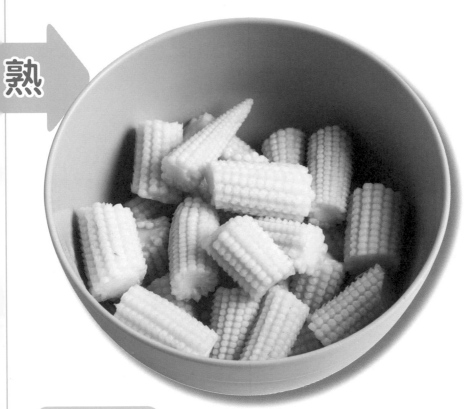

【營養成分表】　　※「+」表示微量。

| | 熱 量 | 蛋白質 | 脂 肪 | 醣 類 | 膳食纖維 |
|---|---|---|---|---|---|
| 每 份 | **25**大卡 | **1**克 | **+** | **5**克 | **2.6**克 |

# 青花菜

● 削去硬皮的花椰菜**100**克，為**1**份蔬菜的量。

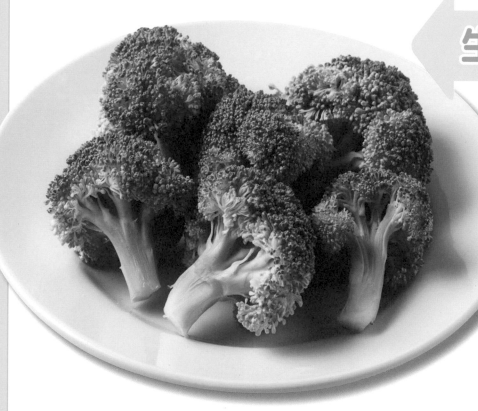

生

※本圖為實物大小的70%。

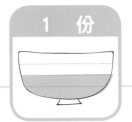

1 份

● 花椰菜煮熟後水分流失少，體積變動
不大。

● **1**份花椰菜煮熟後，約**半**碗。

熟

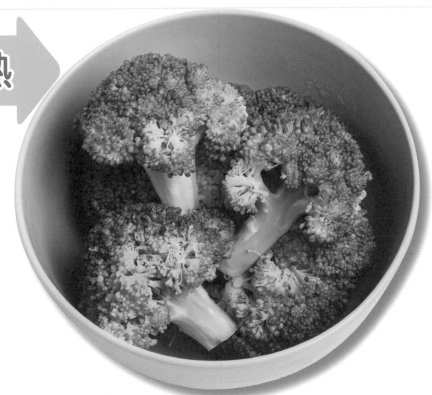

【營養成分表】　※「+」表示微量。

| | 熱　量 | 蛋白質 | 脂　肪 | 醣　類 | 膳食纖維 |
|---|---|---|---|---|---|
| **每 份** | **25**大卡 | **1**克 | **+** | **5**克 | **3.1**克 |

# 苦瓜

● 去蒂去籽切片的苦瓜**100**克，為**1**份蔬菜的量。

生

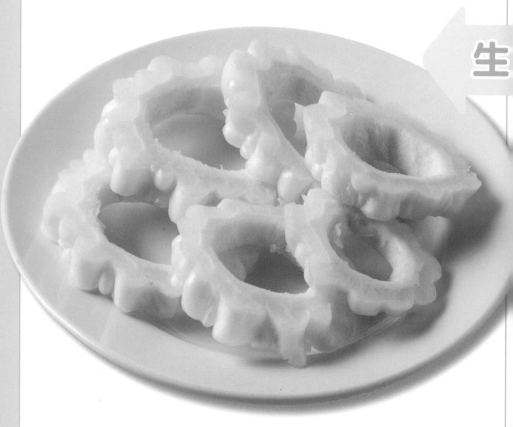

※本圖為實物大小的70%。

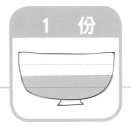

1 份

● 苦瓜煮熟後，水分流失少。

● **1**份苦瓜煮熟後，約**半**碗。

熟

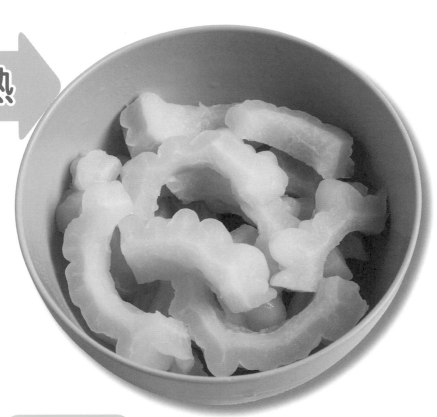

【營養成分表】　　　※「+」表示微量。

| | 熱　量 | 蛋白質 | 脂　肪 | 醣　類 | 膳食纖維 |
|---|---|---|---|---|---|
| **每份** | **25**大卡 | **1**克 | **+** | **5**克 | **3.2**克 |

# 大黃瓜

● 去皮及籽切塊的大黃瓜**100**克，為**1**份蔬菜的量。

生

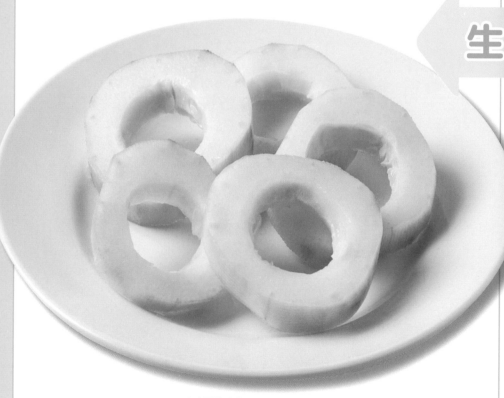

※本圖為實物大小的70%。

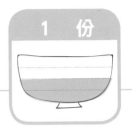

● 大黃瓜富含水溶性纖維，長時間烹煮會
讓水分流失，體積明顯縮小。

● **1**份大黃瓜煮熟後，約**半**碗。

熟

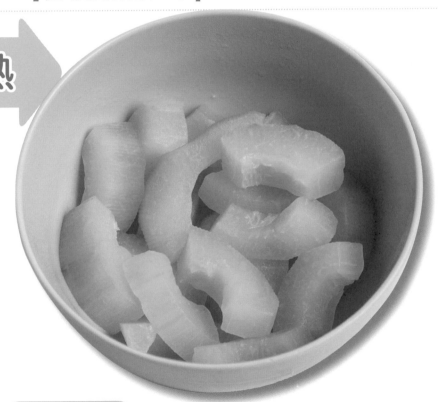

【營養成分表】　　※「+」表示微量。

| | 熱 量 | 蛋白質 | 脂 肪 | 醣 類 | 膳食纖維 |
|---|---|---|---|---|---|
| 每 份 | 25 大卡 | 1 克 | + | 5 克 | 0.5 克 |

# 小黃瓜絲

● 小黃瓜切絲後，體積大很多。

● 想要攝取小黃瓜絲達到**1**份蔬菜攝取，光靠吐司裡夾的一點點是不夠的。

生

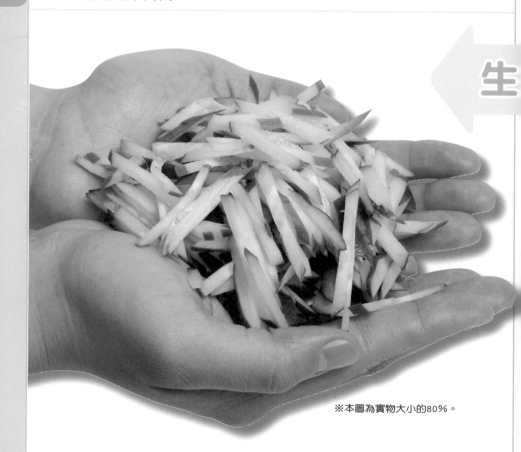

※本圖為實物大小的80%。

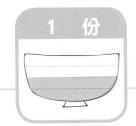

● 小黃瓜煮熟後，水分流失，體積明顯縮小。

● **1**份小黃瓜煮熟後，約**半**碗。

熟

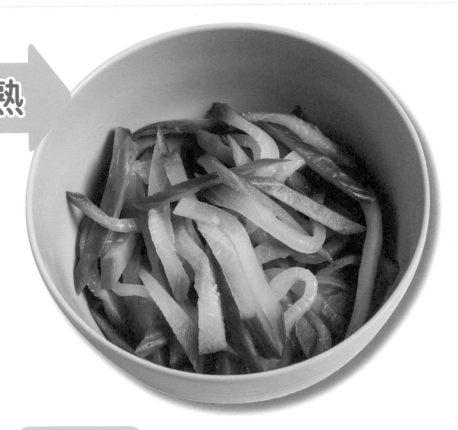

【營養成分表】　　※「+」表示微量。

| | 熱 量 | 蛋白質 | 脂 肪 | 醣 類 | 膳食纖維 |
|---|---|---|---|---|---|
| **每 份** | **25**大卡 | **1**克 | **+** | **5**克 | **1.3**克 |

# 豆苗

● 這是**100**克未煮熟的豆苗，蓬鬆的質地，常讓人以為攝取很多蔬菜量，其實圖片所示是**1**份蔬菜量。

● 大於雙手（**4**兩手）可以抓捧的量。

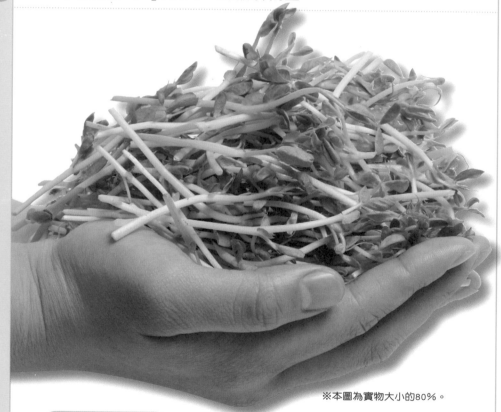

※本圖為實物大小的80%。

【營養成分表】　※「+」表示微量。

| 每份 | 熱量 | 蛋白質 | 脂肪 | 醣類 | 膳食纖維 |
|---|---|---|---|---|---|
| | **25**大卡 | **1**克 | **+** | **5**克 | **2.3**克 |

# 苜蓿芽

● 這是**100**克未煮熟的苜宿芽，若要達到**1**份蔬菜的攝取量，可是比想像中多很多。

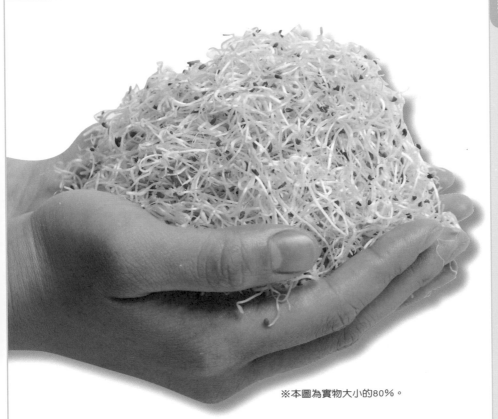

※本圖為實物大小的80%。

【營養成分表】　　※「＋」表示微量。

| 每 份 | 熱　量 | 蛋白質 | 脂　肪 | 醣　類 | 膳食纖維 |
|---|---|---|---|---|---|
| | 25 大卡 | 1 克 | ＋ | 5 克 | 2 克 |

# 紫高麗菜

● 這是 **100** 克的紫高麗菜，平常吃生菜，因為細切成絲，
視覺上的體積會增加很多。

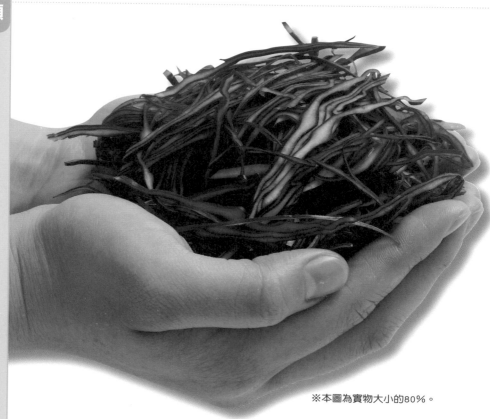

※本圖為實物大小的80%。

【營養成分表】　　※「+」表示微量。

| 每份 | 熱 量 | 蛋白質 | 脂 肪 | 醣 類 | 膳食纖維 |
|---|---|---|---|---|---|
| | **25**大卡 | **1**克 | **+** | **5**克 | **2.2**克 |

# 大番茄(粒)

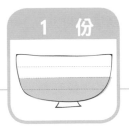

- 大番茄可生吃又好攜帶，是用來滿足飢餓感的好選擇。

- **100** 克裝碗也是約碗的 **半** 碗。

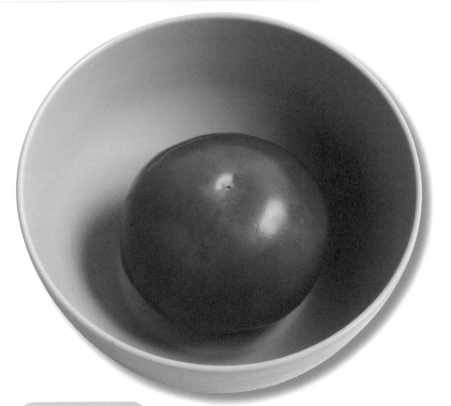

【營養成分表】　※「+」表示微量。

| | 熱 量 | 蛋白質 | 脂 肪 | 醣 類 | 膳食纖維 |
|---|---|---|---|---|---|
| 每 份 | **25** 大卡 | **1** 克 | **+** | **5** 克 | **1.2** 克 |

# 黃椒

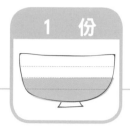

1 份

- **100**克黃椒切段當生菜，份量需要
  **4**兩手掌雙手捧。

- 吃完可是很有飽足感的。

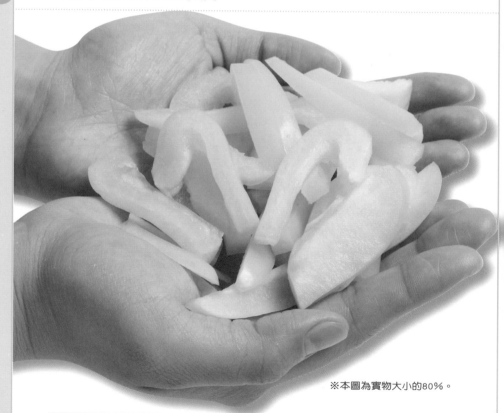

※本圖為實物大小的80%。

【營養成分表】　　※「+」表示微量。

| | 熱 量 | 蛋白質 | 脂 肪 | 醣 類 | 膳食纖維 |
|---|---|---|---|---|---|
| **每** **份** | **25**大卡 | **1**克 | **+** | **5**克 | **2.2**克 |

# 菜豆

1 份

- 菜豆煮得越久，質地越軟，體積也會變得更小。

- **100**克菜豆煮熟後，體積約為**半**碗。

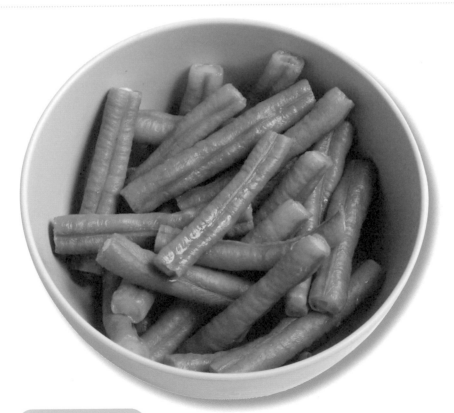

【營養成分表】　※「+」表示微量。

| | 熱 量 | 蛋白質 | 脂 肪 | 醣 類 | 膳食纖維 |
|---|---|---|---|---|---|
| 每 份 | **25**大卡 | **1**克 | + | **5**克 | **2.8**克 |

# 香菇

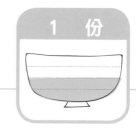

1 份

● 香菇烹調後體積變化不大。

● **100** 克香菇煮熟後的量，約為 **半** 碗。

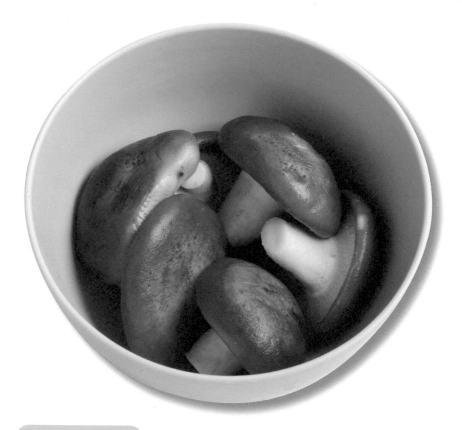

【營養成分表】　※「＋」表示微量。

| 每 份 | 熱 量 | 蛋白質 | 脂 肪 | 醣 類 | 膳食纖維 |
|---|---|---|---|---|---|
| | **25** 大卡 | **1** 克 | **＋** | **5** 克 | **3.9** 克 |

# 營養室現場 Q&A

## ❈ 菜販賣的，都是蔬菜嗎？

很多人以為只要是地上種的，或是市場菜販販售的，都是蔬菜，這個觀念其實是不正確的。

菜攤常見的南瓜、皇帝豆、山藥、菱角、蓮藕及芋頭都不是蔬菜；台灣早期的主食──地瓜（番薯），西方人的主食──馬鈴薯，也都算是主食類。這些容易被誤認的食材，多數屬於根莖類，也是主食類之所以是全穀雜糧類別稱的原因。

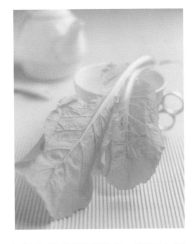

然而，凡事總有例外，根莖類的牛蒡、紅蘿蔔及白蘿蔔，卻都是貨真價實的蔬菜類食物喔！此外，全穀雜糧類食物經烹調後，大部分都有鬆軟口感，在口中反覆嚼食，會逐漸感受甜味，都是食物含大量澱粉的表現。了解主食類與蔬菜類食物的特性，相信您應該不會再分不清楚囉！

## ❈ 質地越粗的青菜，膳食纖維越多？

以這樣的想法，來選擇高纖蔬菜並不全然正確。食物質地取決於纖維種類，非水溶性纖維含量高的蔬菜，質地會比較硬；反之，富含水溶性纖維的蔬菜，質地較為軟嫩。

然而，無論是水溶性或非水溶性纖維，都是膳食纖維，都有助於增加飲食纖維攝取量。相同份量的蔬菜，竹筍的膳食纖維含量為2.3克；老人族群喜好的白杏菜，膳食纖維還是有2.2克；另一種可烹調軟爛的蔬菜──地瓜葉，膳食纖維含量更高達3.1克。

所以說，咀嚼能力不佳，還是可以享受高纖飲食。選擇瓜果及葉菜類蔬菜適當烹調，讓您吃得質軟又高纖！

# MEMO

# 第 5 篇
# 水果類食物

台灣是水果王國，

從熱帶、亞熱帶到溫帶水果，

四季都能享受到各種不同的新鮮盛產種類。

然而，就算是天然可口的水果也不能過量，

依照自己身體需要，

適量攝取才是最健康的作法！

# 水果最天然，暗藏陷阱要小心

由於水果類食物甜美可口，往往一不小心就會吃太多。其實，有些水果富含的糖份或礦物質，可能會增加身體負擔，吃之前千萬要注意！

## 要吃幾份？用碗最好量

各式水果，例如：蘋果、西瓜、鳳梨、櫻桃、小番茄等大小不一，要記住形狀及份量不太容易，但大部分都以分切來食用，選擇國人常用碗來盛裝，作為主要的計量工具最好用！

## 糖尿病患的選食祕訣

水果類應該算是糖尿病患者又愛又恨的食物，許多糖尿患者特別喜歡吃水果，卻又怕血糖太高，甚至有些患者怕到連一塊都不敢吃。吃起來比較不甜的水果就能毫無忌憚的吃，也是錯誤的觀念。

所謂的飲食均衡是適用在所有人，不論是否是糖尿患者都該要攝取水果，才能有足夠的維生素、礦物質與纖維。吃與不吃之間該怎麼取捨呢？這就必須考慮到份量了，每天攝取的水果份量如果能把握在適當範圍內，其實血糖能穩定起伏，就不會有血糖過高的問題發生，若再搭配低升糖指數的水果選擇，更能幫助血糖穩定！

## 體重控制患者的選食祕訣

水果類是另一個醣類的主要來源，1份水果類的醣類有15克，與主食類相當，但體積卻大很多，除少數含水量較低的水果。整體來說，水果類的體積約為同熱量米飯的3倍。因此有部分流行的減肥飲食，如蘋果餐、香蕉餐等等，宣稱吃某種特定水果，可以達到減肥效果，其實根本就是低熱量飲食法而已，藉由水果類的體積，讓人在少量攝取時有

較多的飽足感。

然而，水果類幾乎不含蛋白質與脂肪，長時間以它作為主要食物來源，會導致嚴重的營養不良。水果類食物是少數不經烹調，可直接生食的食物，也是維生素C重要的來源。即使在限制熱量的飲食型態中，水果類仍是需要每天攝取的。在阿金飲食等低醣飲食減肥法之初期，嚴格限制醣類攝取時，如無法每天攝取水果類，建議補充維生素C及B群營養補充劑。

## 腎臟病患者的選食祕訣

各類水果依顏色不同，對人體的健康益處亦有所不同，秉持選食多樣性原則，每天至少應攝取新鮮的水果2份，而有些腎病患者為了不想煩惱該吃哪些水果，便選擇不吃或只吃少數幾樣含鉀量低的水果。事實上，低鉀水果並非代表不含鉀離子，一旦攝取過量仍有機會造成血鉀偏高。因此，要避免高鉀水果的祕訣在：(1)注意攝取頻率及水果攝取總量，水果類攝取份數不應高於蔬菜類攝取份數；(2)水果屬不需烹調就可食用的食物類別，當需限制鉀的攝取時，應避免食用高鉀水果、果汁、乾燥水果乾（龍眼乾、葡萄乾、紅棗、柿餅）。

此外，腎病患者應忌食楊桃及其製品，因楊桃中含某種神經毒，而腎病患者無法將此毒素排出而有神經系統障礙，輕者會有打嗝現象，重者則有意識不清及肢體麻痺等症狀，故建議不要食用。

**常見水果的鉀含量一覽表**

| 鉀含量/份 | 低 | 中 | 高 | 極高 |
|---|---|---|---|---|
| 毫克 | ＜100 | 101～200 | 200～300 | ＞300 |
| 代表食物 | 山竹(68) | 柳橙/香吉士、柑橘、櫻桃/白櫻桃、鳳梨/鳳梨釋迦、甜柿/柿餅、葡萄/綠葡萄、荔枝、小玉西瓜、粗梨/水梨、蓮霧、芒果、紅棗/黑棗、芒果、西洋梨、蘋果 | 木瓜/青木瓜、百香果、楊桃、文旦/柚子、西瓜、紅龍果（白肉/紅肉）、枇杷、龍眼/龍眼乾、李子、金黃奇異果、豐水梨、香蕉、芭樂、蜜棗、龍眼、西瓜、釋迦、榴槤 | 甜瓜（洋香瓜/哈密瓜）、桑葚、水蜜桃、奇異果、葡萄柚、檸檬 |

表中水果類一份熱量以60大卡計（資料來源：行政院衛生署之《台灣地區食品營養成份資料庫》）。

# 紅西瓜

● 夏日西瓜清涼消暑，原來**1**份有碗的**8**分滿這麼多！

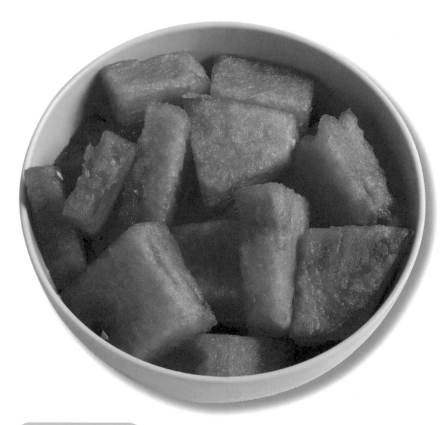

【營養成分表】

| 每份 | 熱　量 | 醣　類 | 膳食纖維 | 購買量 | 可食量 |
|------|--------|--------|----------|--------|--------|
|      | **60**大卡 | **15**克 | **0.5**克 | **300**克 | **180**克 |

# 木瓜

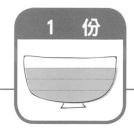

1 份

● 木瓜切塊後因空隙小，**1**份大約**8**分滿
剛剛好。

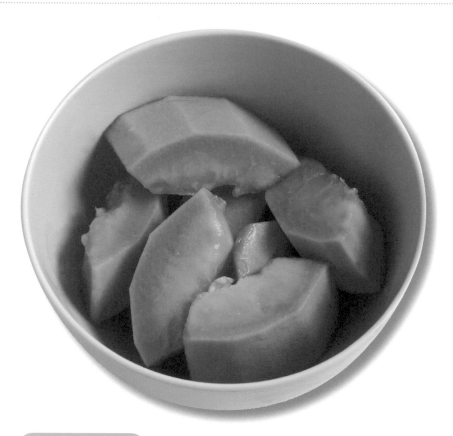

【營養成分表】

| 每 份 | 熱 量 | 醣 類 | 膳食纖維 | 購買量 | 可食量 |
|---|---|---|---|---|---|
| | **60**大卡 | **15**克 | **2.1**克 | **165**克 | **150**克 |

# 愛文芒果

● 黃澄澄的愛文芒果甜度不低，切塊後碗
的**8**分滿是**1**份喔！

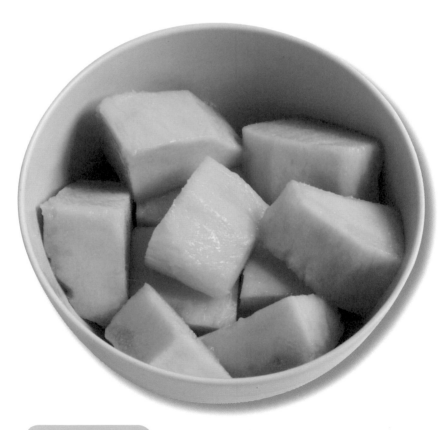

【營養成分表】

| 每 份 | 熱 量 | 醣 類 | 膳食纖維 | 購買量 | 可食量 |
|---|---|---|---|---|---|
| | **60**大卡 | **15**克 | **1.2**克 | **225**克 | **150**克 |

# 鳳梨

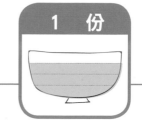

1 份

● 來自台南關廟的鳳梨香味撲鼻，**6**塊約 **1**碗的**8**分滿，就是**1**份。

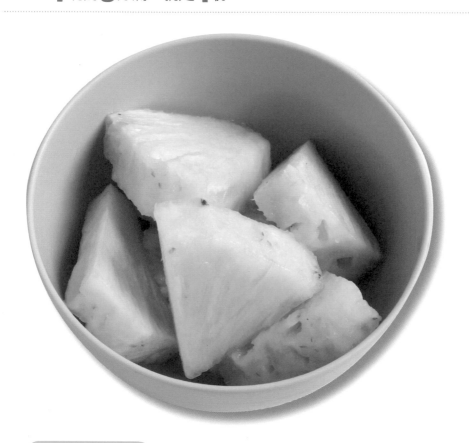

【營養成分表】

| 每 份 | 熱 量 | 醣 類 | 膳食纖維 | 購買量 | 可食量 |
|---|---|---|---|---|---|
| | **60**大卡 | **15**克 | **1.2**克 | **205**克 | **110**克 |

# 哈密瓜

1 份

● 香甜誘人的哈密瓜**1**份約**1/3**個，切塊放到碗裡剛好**8**分滿。

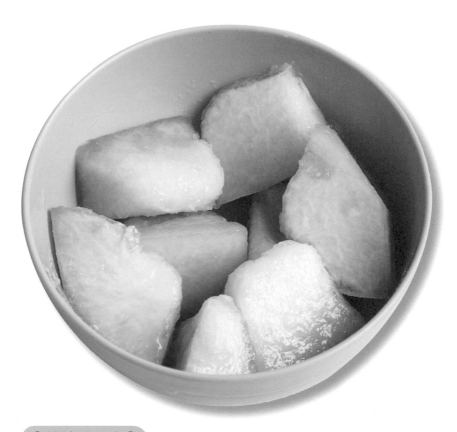

【營養成分表】

| 每 份 | 熱 量 | 醣 類 | 膳食纖維 | 購買量 | 可食量 |
|---|---|---|---|---|---|
| | **60**大卡 | **15**克 | **1.2**克 | **300**克 | **150**克 |

# 芭樂

**1 份**

● 芭樂切大塊放在碗內，約**8**分滿！

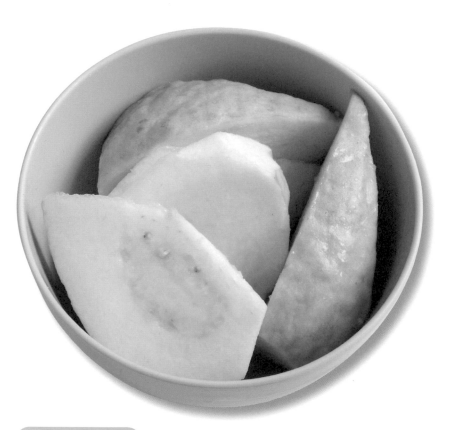

## 【營養成分表】

| | 熱 量 | 醣 類 | 膳食纖維 | 購買量 | 可食量 |
|---|---|---|---|---|---|
| **每 份** | **60**大卡 | **15**克 | **5.6**克 | **160**克 | **160**克 |

# 奇異果

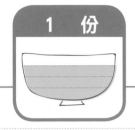

1 份

- **1**份**1.5**個剛剛好！

- 奇異果除含豐富維他命C、A、E、鉀、鎂、纖維素之外，更含其他水果少有的營養——葉酸、胡蘿蔔素，可說是水果中的高材生呢！

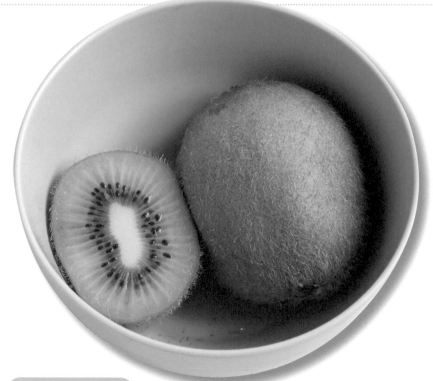

【營養成分表】

| 每 份 | 熱 量 | 醣 類 | 膳食纖維 | 購買量 | 可食量 |
|---|---|---|---|---|---|
| | 60大卡 | 15克 | 3.0克 | 165克 | 105克 |

# 蓮霧

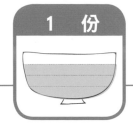

1 份

- 若是黑珍珠甜度更高，可食量就更少。

- 來自南台灣的蓮霧是台灣特有的水果，甜度高，約 **1.5~2** 個就是 **1** 份。**8** 分滿碗計量更好算。

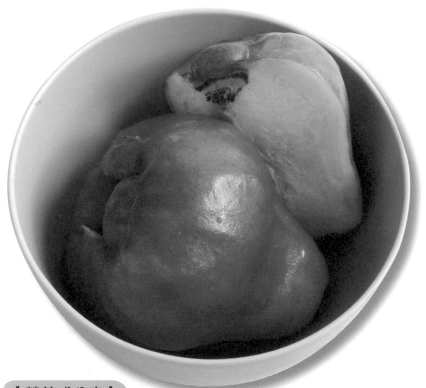

【營養成分表】

| | 熱量 | 醣類 | 膳食纖維 | 購買量 | 可食量 |
|---|---|---|---|---|---|
| 每 份 | **60** 大卡 | **15** 克 | **1.4** 克 | **180** 克 | **165** 克 |

# 蘋果

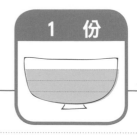

1　份

● 放到碗裡約**8**分滿。

● 「一天1顆蘋果，醫生不找我」小蘋果1顆約1拳頭大小就
是**1**份。

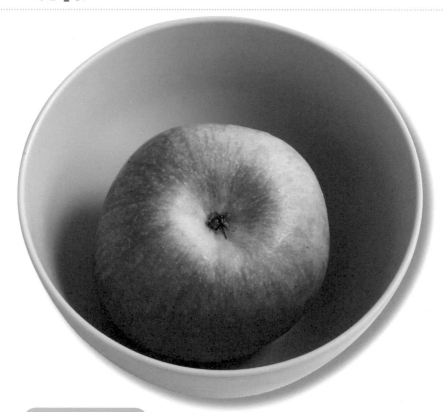

【營養成分表】

| 每　份 | 熱　量 | 醣　類 | 膳食纖維 | 購買量 | 可食量 |
|---|---|---|---|---|---|
| | **60**大卡 | **15**克 | **1.8**克 | **125**克 | **110**克 |

# 柳丁

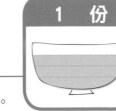

1 份

- 柳丁**4**個**1**斤的大小，就是**1**個**1**份。

- 吃柳丁比喝柳丁汁好，才能吃到豐富纖維質。

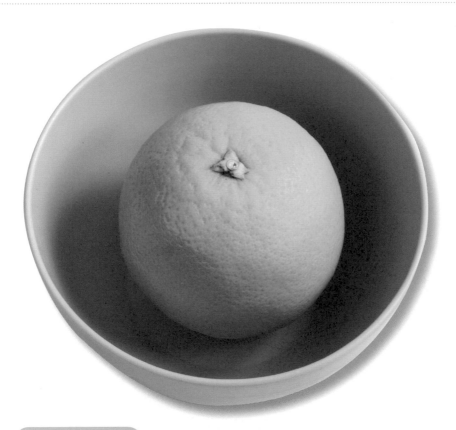

【營養成分表】

| 每 份 | 熱 量 | 醣 類 | 膳食纖維 | 購買量 | 可食量 |
|---|---|---|---|---|---|
| | **60**大卡 | **15**克 | **3**克 | **170**克 | **130**克 |

# 香蕉

● 台灣是香蕉王國，不能打果汁的香蕉水
分低、熱量高，**半**條就是**1**份啦！

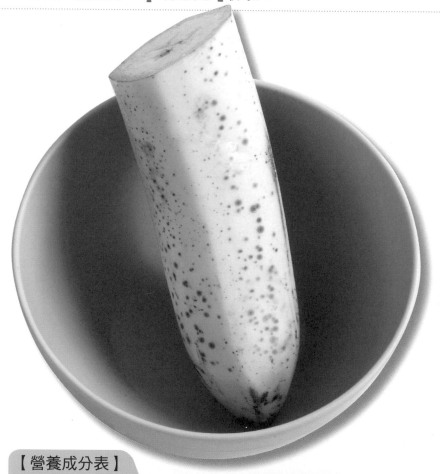

【營養成分表】

| 每 份 | 熱 量 | 醣 類 | 膳食纖維 | 購買量 | 可食量 |
|---|---|---|---|---|---|
| | **60**大卡 | **15**克 | **1.1**克 | **95**克 | **70**克 |

# 小番茄

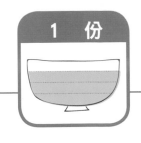

1 份

- 小番茄**1**份約**13~15**顆，放在碗內約**8**分滿。

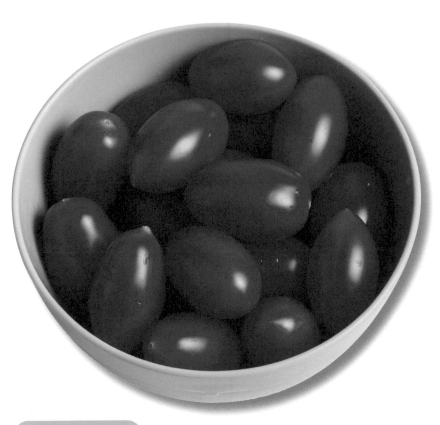

【營養成分表】

| 每 份 | 熱 量 | 醣 類 | 膳食纖維 | 購買量 | 可食量 |
|---|---|---|---|---|---|
| | **60**大卡 | **15**克 | **3.4**克 | **220**克 | **220**克 |

# 荔枝

1　份

● 楊貴妃的最愛，**1**份放在碗裡約**8**分滿！

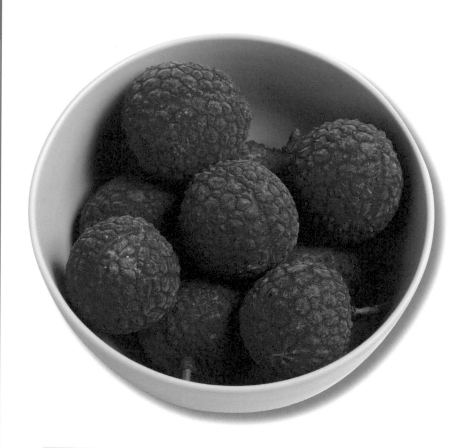

【營養成分表】

| | 熱　量 | 醣　類 | 膳食纖維 | 購買量 | 可食量 |
|---|---|---|---|---|---|
| 每　份 | **60**大卡 | **15**克 | **0.8**克 | **110**克 | **90**克 |

# 蔓越莓乾

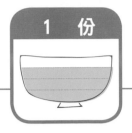

1 份

- 許多人會選擇蔓越莓乾來預防泌尿道感染，但需注意份量。

- 蔓越莓乾**1**份**20**克**=2**匙免洗湯匙。

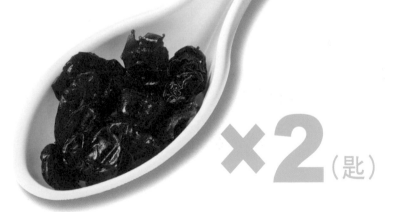

**✕2**（匙）

【營養成分表】

| 每 份 | 熱 量 | 醣 類 | 膳食纖維 | 購買量 | 可食量 |
|---|---|---|---|---|---|
| | **60**大卡 | **15**克 | **1.1**克 | **20**克 | **20**克 |

# 葡萄

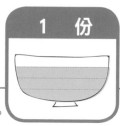

● **1**份葡萄約**13**顆，放在碗裡約**8**分滿。

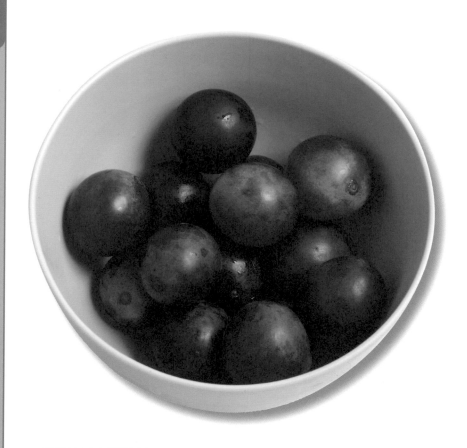

【營養成分表】

| 每 份 | 熱　量 | 醣　類 | 膳食纖維 | 購買量 | 可食量 |
|---|---|---|---|---|---|
| | **60**大卡 | **15**克 | **0.2**克 | **105**克 | **85**克 |

# 葡萄乾

1　份

● 葡萄烘乾後體積縮小許多，以**1**份**20**克**＝1**匙免洗湯匙。

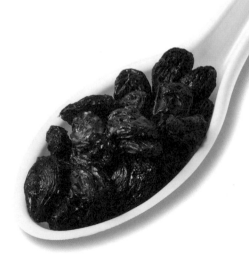

【營養成分表】

| 每份 | 熱　量 | 醣　類 | 膳食纖維 | 購買量 | 可食量 |
|---|---|---|---|---|---|
| | **60**大卡 | **15**克 | **1.1**克 | **20**克 | **20**克 |

# 櫻桃

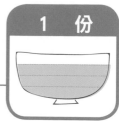

1 份

● 亮晶晶的櫻桃含有豐富的鉀、維生素C、
B群以及茄紅素,大約**6**顆是**1**份,放到碗裡約**8**分滿。

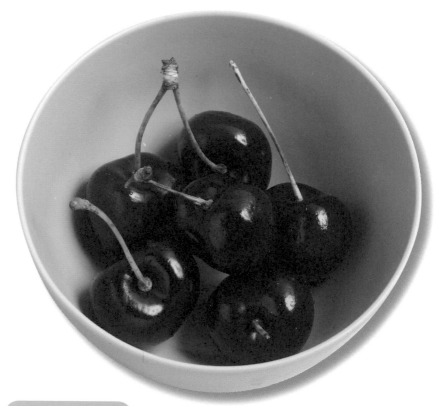

【營養成分表】

| 每 份 | 熱 量 | 醣 類 | 膳食纖維 | 購買量 | 可食量 |
|---|---|---|---|---|---|
| | **60**大卡 | **15**克 | **1.2**克 | **85**克 | **80**克 |

# 梨子

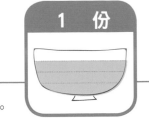

1　份

- 約**1**個拳頭大，或是**1**個碗的**8**分滿。

- 與蘋果同屬於「球狀」水果，可食量也差不多。

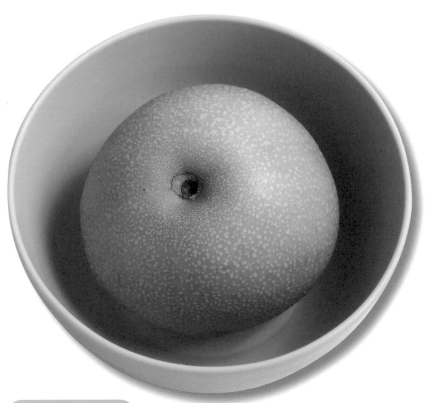

【營養成分表】

| 每份 | 熱 量 | 醣 類 | 膳食纖維 | 購買量 | 可食量 |
|------|-------|-------|----------|--------|--------|
|      | **60**大卡 | **15**克 | **1.6**克 | **200**克 | **145**克 |

# 水蜜桃

● 台灣的水蜜桃大又甜，**1**顆就可能過
　量，切塊裝碗，吃**8**分滿，剛剛好喔！

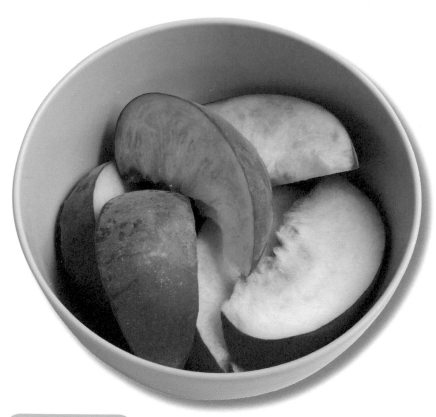

【營養成分表】

| | 熱　量 | 醣　類 | 膳食纖維 | 購買量 | 可食量 |
|---|---|---|---|---|---|
| 每　份 | **60**大卡 | **15**克 | **2.6**克 | **150**克 | **145**克 |

# 火龍果

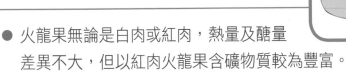

- 火龍果無論是白肉或紅肉，熱量及醣量
  差異不大，但以紅肉火龍果含礦物質較為豐富。

- 火龍果去皮、切塊後，**1**份約**8**分滿碗。

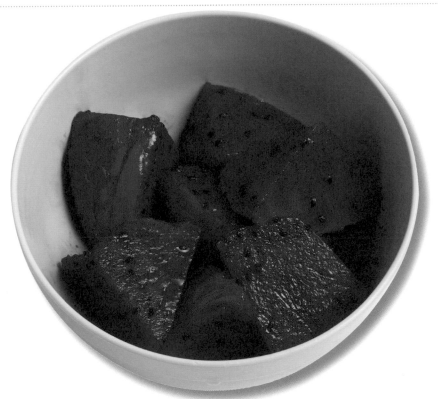

【營養成分表】

| 每 份 | 熱 量 | 醣 類 | 膳食纖維 | 購買量 | 可食量 |
|---|---|---|---|---|---|
| | **60**大卡 | **15**克 | **2.0**克 | **150**克 | **120**克 |

# MEMO

# 第6篇
## 豆魚蛋肉類食物

豆魚蛋肉類食物的攝取，是身體健康的重要關鍵，
攝取過多或過少，對身體健康有著很大的影響。
若是常常貪嘴，甚至偏好油膩的蛋肉類，
往往容易陷入健康危機之中，不得不謹慎食之！

# 豆魚蛋肉陷阱多，食之有道才聰明

豆魚蛋肉類食物的脂肪量高高低低，烹調過程的用油量也很容易越用越多，食用份量千萬要多注意才行！

## 豆魚蛋肉類食物有哪些？

- **動物性食品**：蛋類、魚海產海鮮類、雞、鴨、豬、牛、羊等肉類、內臟等。
- **植物性食品**：黃豆、豆腐、豆乾、豆皮等黃豆加工品。

## 目測標準多，這樣最簡單

- **魚、肉類**：用手掌作為計量工具，進食前伸出的掌比比看，可以看出當餐的魚、肉份量。
- **蛋類**：每顆蛋的大小相似，1顆蛋為1份豆魚蛋肉類，直接以1顆蛋做為計量工具。
- **豆類**：傳統豆腐田字型1/2塊為1份豆魚蛋肉類，豆製品大小較無法等同肉類大小比較，認識1份豆製品大小，方便以手掌做計量。

## 糖尿病患選食祕訣

豆魚蛋肉類的醣類含量低，並不像五穀類或水果類食物會馬上影響到血糖變化，但是這類食物內含較多的脂肪，對糖尿病患的心血管併發症也是一大威脅。

這類食物當中，建議糖尿病患者能以選擇低脂或中脂豆魚蛋肉類為主，盡可能避免選擇高脂肉類，攝取其中的瘦肉組織才能得到身體所需的蛋白質，過多的動物性脂肪對糖尿病患者的心血管會有不良的影響喔！

## 體重控制患者的選食祕訣

豆魚蛋肉類除了是蛋白質的主要來源，本身也是具有熱量的。因此坊間的吃肉減肥法、阿金飲食等，或許有其效果，但絕不是

一般民眾認知的：「肉類可以隨便吃！」「吃再多都不怕！」因為，儘管豆魚蛋肉類所含的脂肪再怎樣代謝不良，都還有蛋白質會分解產生熱量。所以，豆魚蛋肉類的攝取量還是需要被控制的。

吃肉減肥法、阿金飲食等減肥方法，可能造成酮酸中毒外，還有另一項顧慮，就是體內含氮廢物增多，加重腎臟負擔。

衛生署的《國民飲食指南》建議民眾以全穀雜糧類為主食，作為熱量來源，就是因為豆魚蛋肉類所含的蛋白質，不是「經濟」的燃料。蛋白質代謝的過程，會產生具毒性的氨（Ammonia），人體需藉由解毒系統將其排出體外；而醣類的代謝產物則是水及二氧化碳，比較起來乾淨多了。豆魚蛋肉類的食物，還會因脂肪含量不同，導致熱量有高低差異，攝取脂肪含量少的肉類，才可減少熱量的攝取。

## 腎臟病患者的選食祕訣

豆魚蛋肉類為三大營養素中「蛋白質」的主要來源，1份豆魚蛋肉類（如1兩肉、1顆蛋、半盒嫩豆腐）可提供7克「高生理價（高品質）」的蛋白質。腎病患者對於「可以吃肉嗎？」常存有迷思，殊不知蛋白質吃的不夠同樣會增加腎臟負擔，更甚者造成虛弱、貧血及感染等副作用。此外，喝湯不等於吃肉，肉湯蛋白質含量很少，再者家禽類經燉煮後，鉀離子會溶於水中，肉湯就成了高鉀食物，建議患者喝湯不如吃肉，更能補充所需營養。

隨著腎臟功能日漸低下，飲食原則會隨之改變，越到末期多有血脂異常之問題，建議選擇同屬含高生理價蛋白質之「黃豆製品」，如豆腐、豆乾、豆漿、豆包等，取代部分動物性蛋白質，以改善高膽固醇血症或選食2顆蛋白替代1顆蛋，以減少蛋黃所含的膽固醇負擔。

### 低、中、高脂肪的豆魚蛋肉類食物

| 低脂 | 中脂 | 高脂 |
|---|---|---|
| ●**動物性**：一般魚類、草蝦、牡蠣、文蛤、豬里肌、雞胸肉、花枝、蝦米 <br>●**植物性**：麵腸、豆漿、濕豆包 | ●**動物性**：虱目魚、烏魚、肉鯽、鮭魚、鱈魚、豬大小排、雞翅、雞蛋 <br>●**植物性**：百頁、豆干、傳統豆腐 | ●秋刀魚、梅花肉、牛腩、香腸、五花臘肉、熱狗 |

# 毛豆

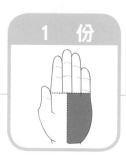

1 份

● 毛豆是植物性蛋白質來源之一，常作為點心及配菜。

● 腎臟病患者要注意份量，以免蛋白質過量。

● 去殼毛豆**1**份**50**克**=2**匙免洗湯匙。

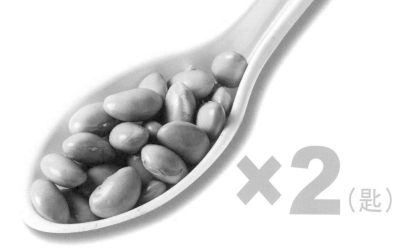

**×2**(匙)

【營養成分表】 ※「+」表示微量。

| 每 份 | (低脂)熱量 | 蛋白質 | 脂肪 | 醣類 |
|---|---|---|---|---|
| | **75**大卡 | **7**克 | **3**克 | **5**克 |

# 毛豆（帶莢）

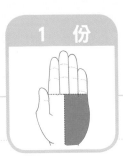

1 份

● 帶莢毛豆**1**份**90**克，約**半**碗的量。

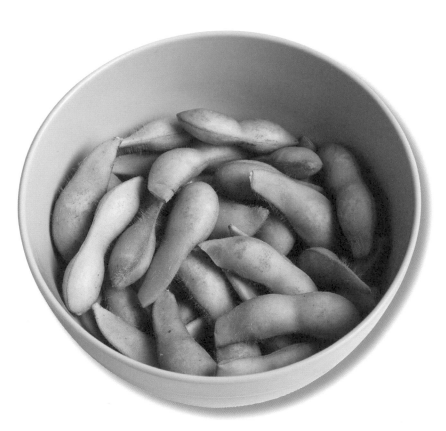

【營養成分表】　※「+」表示微量。

| 每份 | （低脂）熱量 | 蛋白質 | 脂肪 | 醣類 |
|---|---|---|---|---|
| | **72**大卡 | **7**克 | **3**克 | **5**克 |

# 黑豆

1 份

- 黑豆富含豐富蛋白質，鐵質含量也高。

- 黑豆**1**份**25**克**=2**匙免洗湯匙。

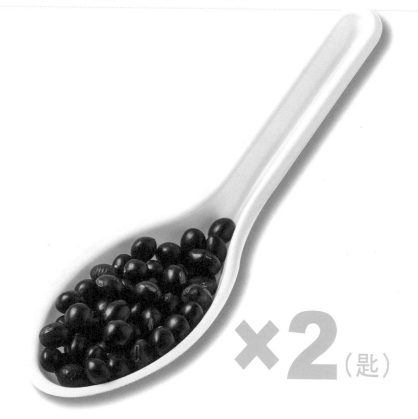

**×2**（匙）

【營養成分表】　※「+」表示微量。

| | (低脂)熱量 | 蛋白質 | 脂肪 | 醣類 |
|---|---|---|---|---|
| **每** **份** | **95**大卡 | **7**克 | **3**克 | **10**克 |

# 百頁豆腐

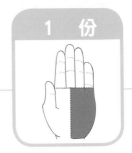

- **35**克重的百頁豆腐，大小是長**4**×寬**4**×高**2.5**公分，約為市售完整**1**塊百頁豆腐之**1/6**量。

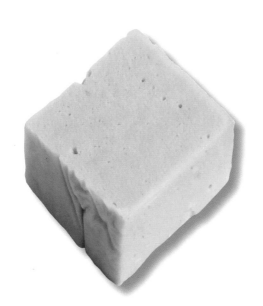

| 【營養成分表】 ※「+」表示微量。 | | | | |
|---|---|---|---|---|
| **每 份** | (中脂)熱量 | 蛋白質 | 脂 肪 | 醣 類 |
| | **75**大卡 | **7**克 | **5**克 | **+** |

# 方形油豆腐

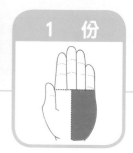

- **1**份方形油豆腐可食生重**55**克，約為市售之方形油豆腐之**2/3~1**塊。

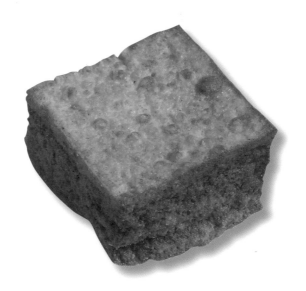

【營養成分表】 ※「+」表示微量。

| 每 份 | (中脂)熱量 | 蛋白質 | 脂 肪 | 醣 類 |
|:---:|:---:|:---:|:---:|:---:|
| | **75**大卡 | **7**克 | **5**克 | **+** |

# 三角油豆腐

● **2**塊三角油豆腐**55**克重，相當於**1**份之中脂肉類。

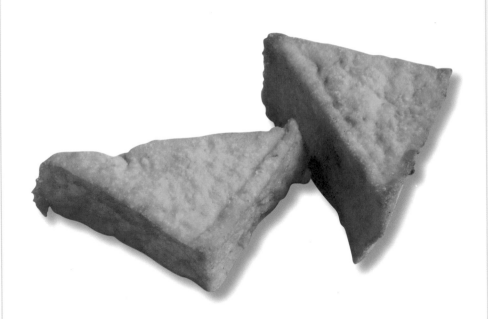

| 【營養成分表】 | ※「+」表示微量。 | | | |
|---|---|---|---|---|
| **每 份** | (中脂)熱量 | 蛋白質 | 脂 肪 | 醣 類 |
| | **75**大卡 | **7**克 | **5**克 | **+** |

# 傳統豆腐

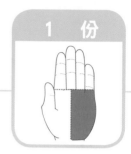

1 份

- 傳統豆腐呈田字型，**1**份傳統豆腐（厚）可食生重**80**克，約為市售之**半**塊（**=2**小方格）。

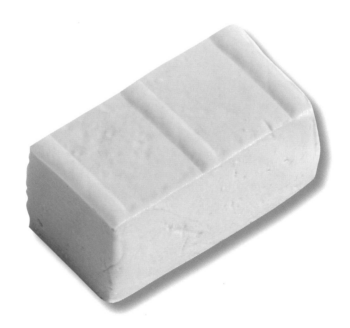

【營養成分表】

| 每份 | (中脂)熱量 | 蛋白質 | 脂肪 | 醣類 |
|---|---|---|---|---|
| | 75 大卡 | 7 克 | 5 克 | + |

# 嫩豆腐

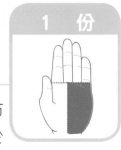
● **1**份嫩豆腐可食生重**140**克，約為市售盒裝豆腐**半**盒，所含的熱量相當於**1**份的中脂肉類。

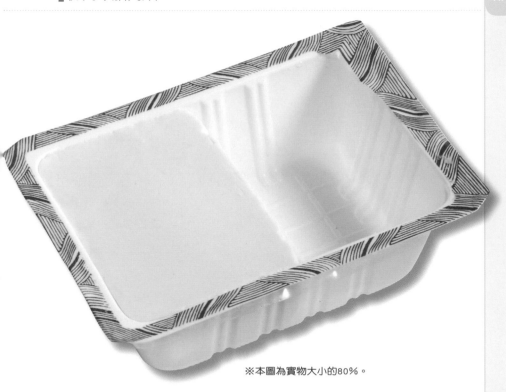

※本圖為實物大小的80%。

【營養成分表】

| 每 份 | (中脂)熱量 | 蛋白質 | 脂肪 | 醣類 |
|---|---|---|---|---|
| | **75**大卡 | **7**克 | **5**克 | **+** |

# 黑豆干

● **1**份黑豆干可食生重**55**克，約為市售之**1/3**塊。

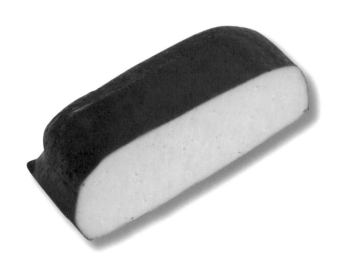

## 【營養成分表】 ※「＋」表示微量。

| 每 份 | (中脂)熱 量 | 蛋白質 | 脂 肪 | 醣 類 |
|---|---|---|---|---|
| | **75**大卡 | **7**克 | **5**克 | **＋** |

# 小方豆干

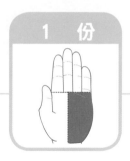

- **1**份小方豆干可食生重**40**克，約為市售之**1**又**1/3**片。

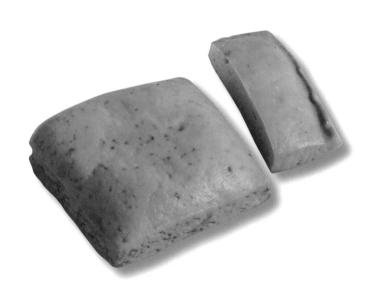

【營養成分表】　　※「+」表示微量。

| 每 份 | (中脂)熱 量 | 蛋白質 | 脂 肪 | 醣 類 |
|---|---|---|---|---|
| | **75**大卡 | **7**克 | **5**克 | **+** |

# 五香豆干

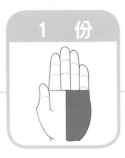

1 份

- **1**份五香豆干可食生重**55**克，約為市售之**2/3**片。

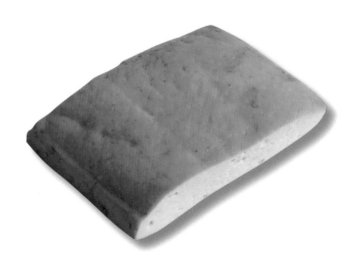

【營養成分表】　　※「+」表示微量。

| 每份 | (中脂)熱量 | 蛋白質 | 脂肪 | 醣類 |
|---|---|---|---|---|
| | **75**大卡 | **7**克 | **5**克 | **+** |

# 豆包(濕)

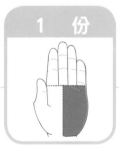
● **1**份豆包可食生重**30**克，約為市售之 **2/3**片。

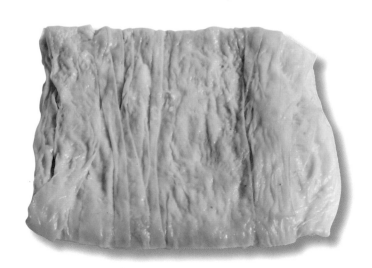

【營養成分表】　　※「+」表示微量。

| 每　份 | (低脂)熱量 | 蛋白質 | 脂　肪 | 醣　類 |
|---|---|---|---|---|
| | **55**大卡 | **7**克 | **3**克 | **+** |

# 干絲

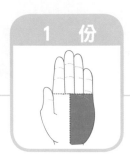

1 份

- **1**份干絲可食生重**35**克，相當於**1**份之中脂肉類。

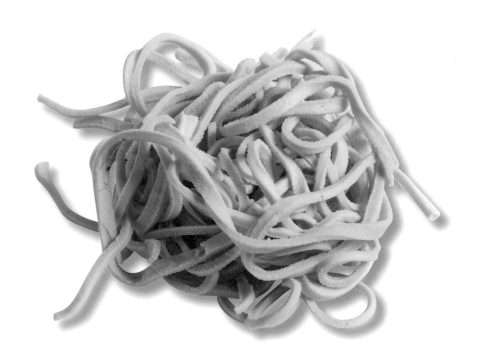

【營養成分表】　※「+」表示微量。

| 每份 | (中脂)熱量 | 蛋白質 | 脂肪 | 醣類 |
|---|---|---|---|---|
| | **75**大卡 | **7**克 | **5**克 | **+** |

# 豆棗

● **1**份豆棗**60**克重，熱量相當於1份中脂豆類（盒裝豆腐**半**盒），再加上**35**克的碳水化合物（相當於**7**顆方糖）。

※本圖為實物大小的30%。

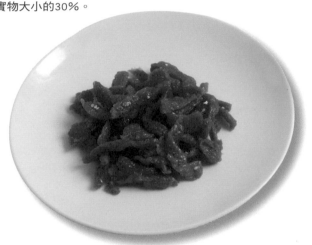

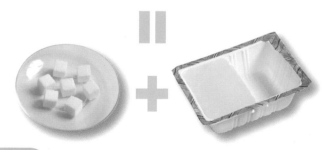

【營養成分表】

| 每 份 | 熱　量 | 蛋白質 | 脂　肪 | 醣　類 |
|---|---|---|---|---|
| | **215**大卡 | **7**克 | **5**克 | **35**克 |

# 素火腿片

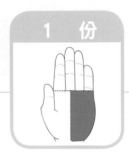

1 份

- **1**份素火腿可食生重**55**克，可切成
  **4**薄片，所含熱量比一般中脂肉類高！

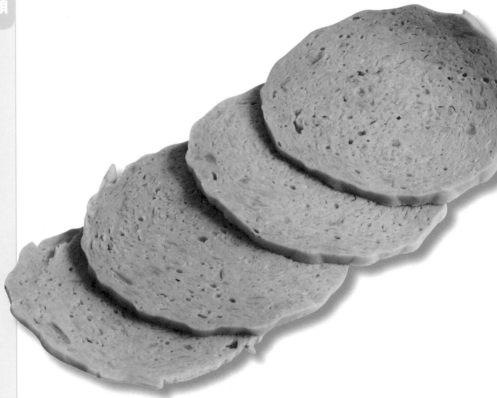

【營養成分表】

| 每份 | 熱 量 | 蛋白質 | 脂 肪 | 醣 類 |
|---|---|---|---|---|
| | **120**大卡 | **7**克 | **8.5**克 | **4**克 |

# 素火腿丁

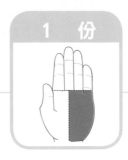

1 份

- **1**份素火腿可食生重**55**克，切成丁約**4**湯匙，除了含有豐富的蛋白質外，還有**4**克的醣類，熱量有**120**大卡。

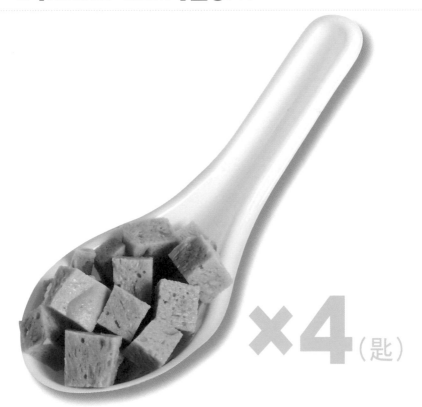

**×4**(匙)

【營養成分表】

| 每份 | 熱量 | 蛋白質 | 脂肪 | 醣類 |
|------|------|--------|------|------|
| | **120**大卡 | **7**克 | **8.5**克 | **4**克 |

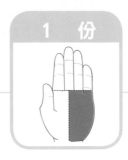

● 豆魚蛋肉類

# 無糖豆漿

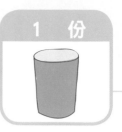

1 份

● **1**杯無糖豆漿**190**cc，相當於**1**份
的低脂肉類。

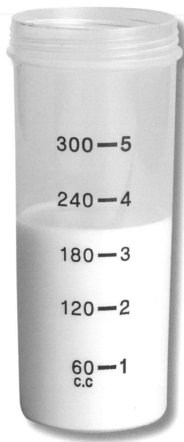

300—5

240—4

180—3

120—2

60—1
c.c

【營養成分表】　※「＋」表示微量。

| | （低脂）熱量 | 蛋白質 | 脂肪 | 醣類 |
|---|---|---|---|---|
| 每份 | 55大卡 | 7克 | 3克 | ＋ |

# 含糖豆漿

● **1**杯豆漿**190**cc，相當於**1**份低脂肉類，含糖豆漿要加約**5**顆方糖的量。（約另加糖**25**克，共**155**大卡）

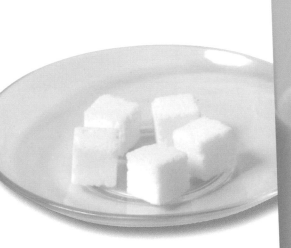

300—5

240—4

180—3

120—2

60—1
c.c

※本圖為實物大小的70%。

**【營養成分表】**

| 每 份 | 熱量 | 蛋白質 | 脂肪 | 醣類 |
|---|---|---|---|---|
| | **155**大卡 | **7**克 | **3**克 | **25**克 |

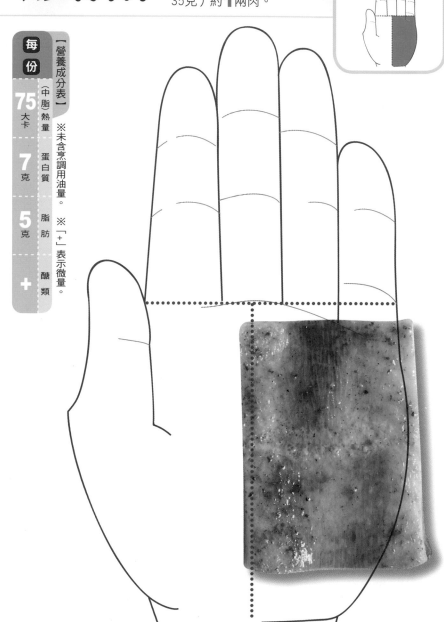

# 旗魚

- 旗魚簡單抹鹽乾煎，即具美味與營養。
- **1**份旗魚熟重**30**克（生重35克）約**1**兩肉。

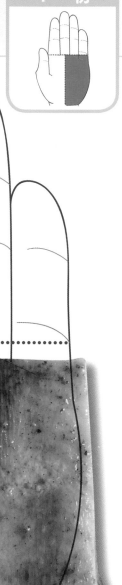

1 份

| 每份 | 【營養成分表】 |
|---|---|
| **75** 大卡 | （中脂）熱量 |
| **7** 克 | 蛋白質 |
| **5** 克 | 脂肪 |
| **+** | 醣類 |

※未含烹調用油量。 ※「+」表示微量。

# 鮭魚

- 鮭魚富含有豐富的ω-3脂肪酸，益於心臟血管保健。
- **1**份鮭魚熟重**30**克（生重35克）約**1**兩肉。

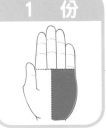

**1　份**

【營養成分表】

| 每份 | | |
|---|---|---|
| **75**大卡 | （中脂）熱量 | |
| **7**克 | 蛋白質 | |
| **5**克 | 脂肪 | |
| **+** | 醣類 | |

※未含烹調用油量。 ※「+」表示微量。

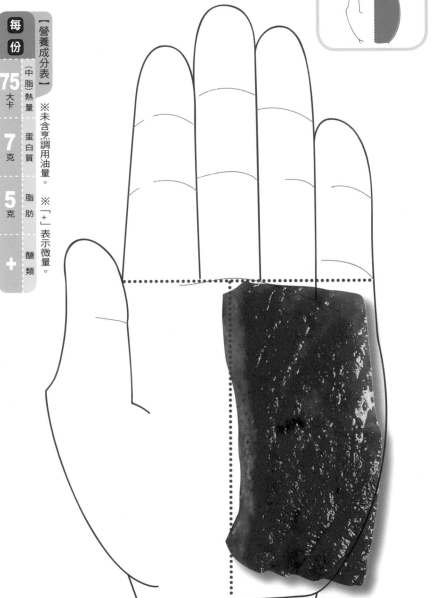

# 鰻魚

- 鰻魚富含 ω-3 脂肪酸，益於心臟血管保健。
- **1** 份鰻魚熟重 **30** 克，大約有 **1** 兩肉。

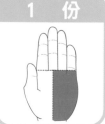

**每份**

**【營養成分表】**

（中脂）

| | |
|---|---|
| 熱量 | **75** 大卡 |
| 蛋白質 | **7** 克 |
| 脂肪 | **5** 克 |
| 醣類 | **+** |

※ 未含烹調用油量。　※「+」表示微量。

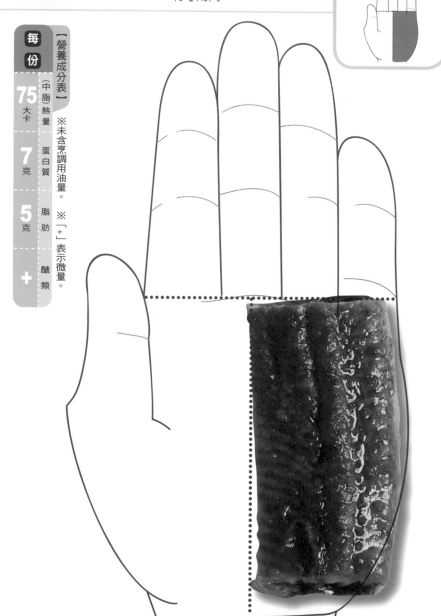

# 劍蝦

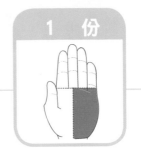

- 中型劍蝦**4**尾（可食生重**35**克）相當於**1**兩肉。

- 記得先把蝦腸處理乾淨，再烹調食用。

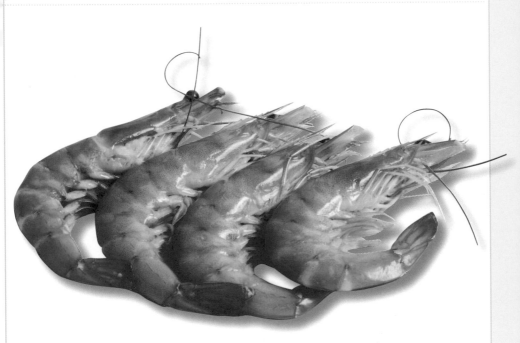

【營養成分表】　※「+」表示微量。

| 每份 | （低脂）熱量 | 蛋白質 | 脂肪 | 醣類 |
|---|---|---|---|---|
| | **55**大卡 | **7**克 | **3**克 | **+** |

# 吻仔魚

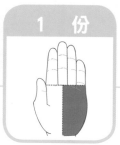

● **5**湯匙吻仔魚（可食生重**80**克）所提
供的蛋白質量相當於**1**份豆魚蛋肉類，
由於油脂含量低，是減重者肉類來源之嚴選食材。

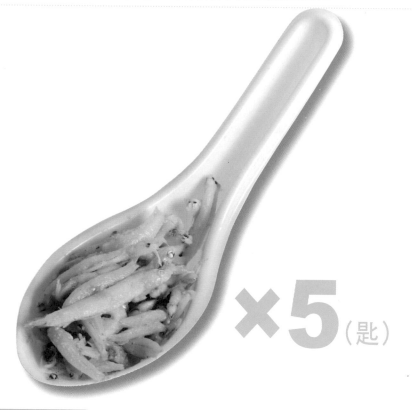

**×5**(匙)

【營養成分表】　※「+」表示微量。

| 每 份 | (低脂)熱量 | 蛋白質 | 脂 肪 | 醣 類 |
|---|---|---|---|---|
| | **55**大卡 | **7**克 | **3**克 | **+** |

# 肉魚

● 肉魚一餐1尾，**3**兩（**3**份）剛剛好，搭配蔬果最均衡。

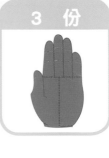
豆魚蛋肉類

**3**
**份**

【營養成分表】

**225**
大卡

（中脂）熱量

**21**
克

蛋白質

**15**
克

脂肪

**+**

醣類

※未含烹調用油量。　※「+」表示微量。

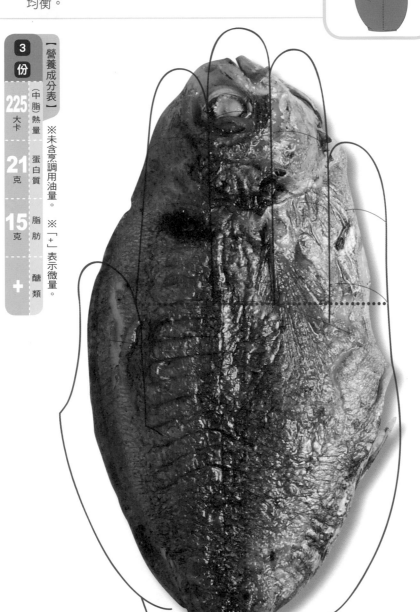

# 虱目魚

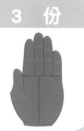

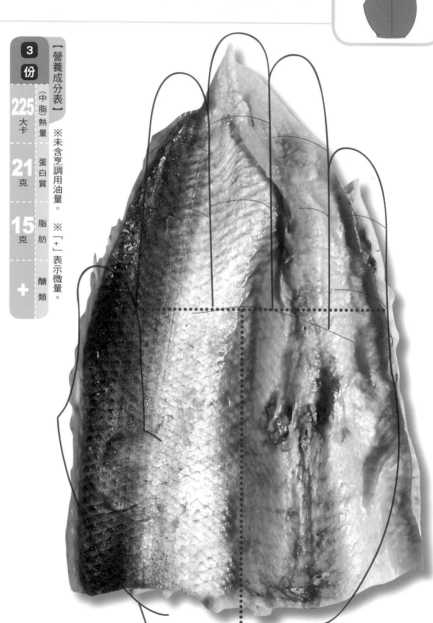

● **3**份虱目魚脂肪含量相當可觀，宜少油烹調。

豆魚蛋肉類

【營養成分表】

| 3份 | | |
|---|---|---|
| **225** 大卡 | （中脂）熱量 | |
| **21** 克 | 蛋白質 | |
| **15** 克 | 脂肪 | |
| **+** | 醣類 | |

※未含烹調用油量。 ※「+」表示微量。

# 蚵仔

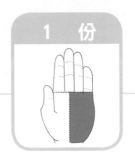

- **3**湯匙蚵仔（可食生重**65**克）所提供的蛋白質量相當於**1**份豆魚蛋肉類。

- 蚵仔的ω-3脂肪酸（EPA）和鋅等元素含量亦高，腎病患者可適量選擇。

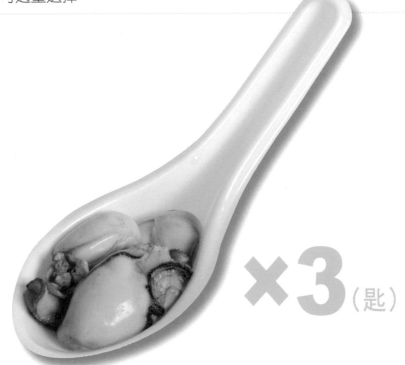

**×3**(匙)

【營養成分表】　※「+」表示微量。

| 每　份 | (低脂)熱量 | 蛋白質 | 脂　肪 | 醣　類 |
|---|---|---|---|---|
| | **55**大卡 | **7**克 | **3**克 | **+** |

# 花枝

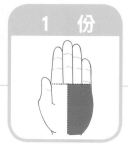

- **1**份花枝可食生重**40**克約可切花3塊，提供的蛋白質量相當於**1**份豆魚蛋肉類。

- 花枝油脂含量低，是減重者不可錯過的嚴選食材喔！

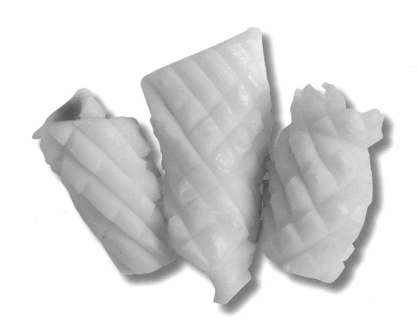

【營養成分表】　　※「＋」表示微量。

| 每 份 | (低脂)熱量 | 蛋白質 | 脂肪 | 醣類 |
|---|---|---|---|---|
| | **55**大卡 | **7**克 | **3**克 | **＋** |

# 滷蛋

● 1顆蛋（可食生重**55**克）相當**1**兩重。

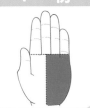

1 份

| 每份 | 〔營養成分表〕 |
|---|---|
| **75** 大卡 | （中脂）熱量 |
| **7** 克 | 蛋白質 |
| **5** 克 | 脂肪 |
| **+** | 醣類 |

※未含烹調用油量。 ※「+」表示微量。

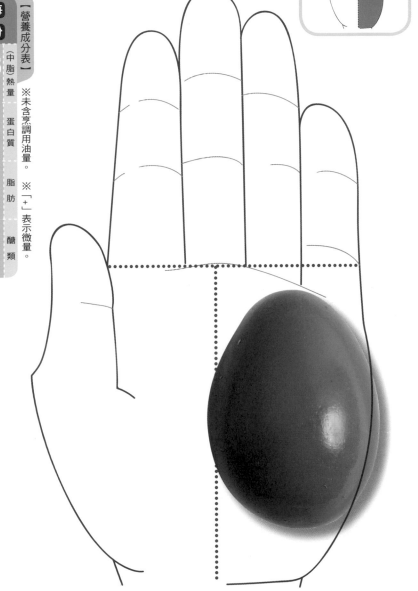

# 肉燥

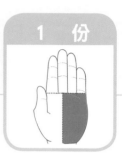

1 份

● **1**湯匙肉燥熟重**30**克（生重**35**克）相當**1**份（**1**兩）豆魚蛋肉類，肉燥顆粒越大，所占體積就越大。

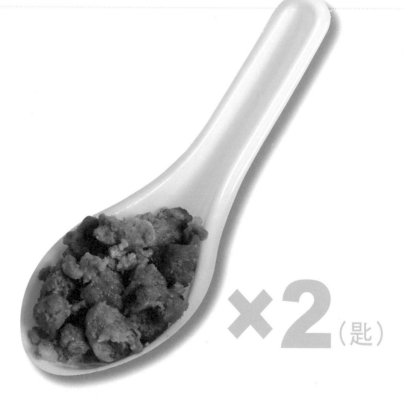

**×2**（匙）

【營養成分表】　※「＋」表示微量。

| 每 份 | （中脂）熱量 | 蛋白質 | 脂肪 | 醣類 |
|---|---|---|---|---|
| | **75**大卡 | **7**克 | **5**克 | ＋ |

# 肉鬆

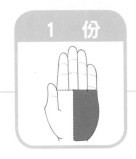

1 份

- **3**湯匙肉鬆（可食生重**20**克）所提供的蛋白質量相當於**1**份豆魚蛋肉類。

- 因加工過程中會添加油脂與糖，因此所含的熱量比吃豬肉還高，甚至含鈉量亦高，要注意喔！

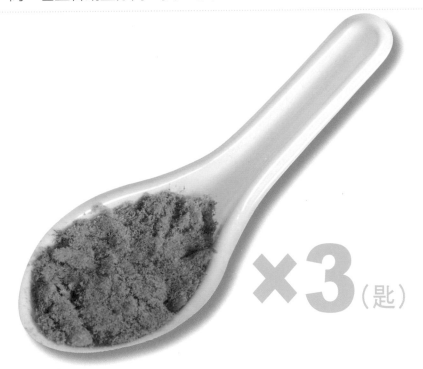

**×3**(匙)

## 【營養成分表】

| 每 份 | (中脂)熱量 | 蛋白質 | 脂肪 | 醣類 |
|---|---|---|---|---|
| | **95**大卡 | **7**克 | **5**克 | **5**克 |

183

# 牛排

- 牛肉鐵質含量高,腎病患者可多選擇。
- **1**份牛肉熟重**30**克(生重35克)約**1**兩肉。

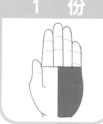

1　份

| 每份 | 【營養成分表】 |
|---|---|
| **75**大卡 | (中脂)熱量 |
| **7**克 | 蛋白質 |
| **5**克 | 脂肪 |
| **+** | 醣類 |

※未含烹調用油量。　※「+」表示微量。

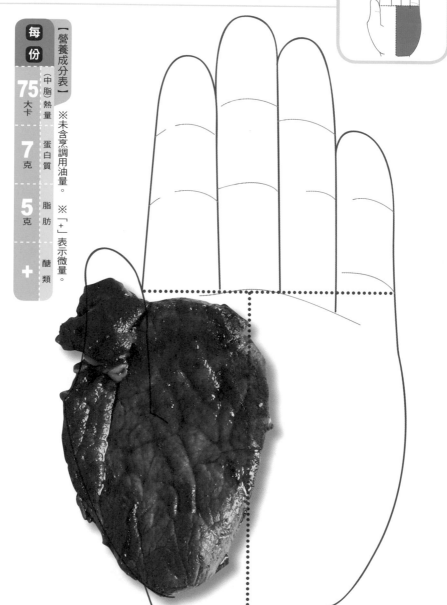

# 里肌肉片

- **1** 片厚約 **1** 公分之手掌般大小的肉片相當於 **3** 兩肉（**3** 份）。

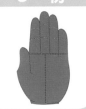

3 份

【營養成分表】

| 3 份 | | |
|---|---|---|
| 165 大卡 | 熱量 | 〔低脂〕 |
| 21 克 | 蛋白質 | |
| 9 克 | 脂肪 | |
| + | 醣類 | |

※未含烹調用油量。 ※「+」表示微量。

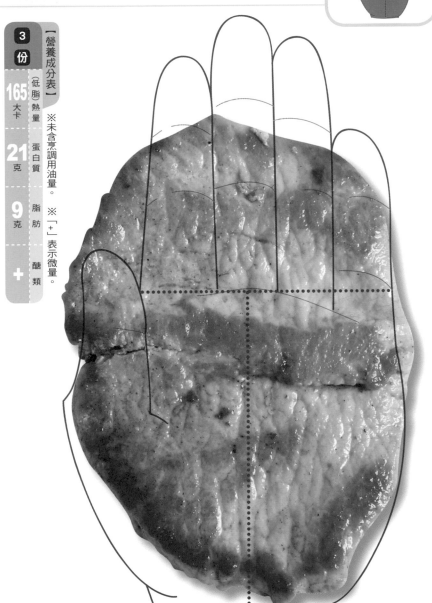

185

# 旗魚+滷蛋+小翅腿

● **3**兩手掌（多變化組合）**＝1**兩去骨魚**＋1**顆滷蛋**＋1**隻翅小腿**＝1**份。

【營養成分表】

| | |
|---|---|
| 225 大卡 | 〈中脂〉 熱量 |
| 21 克 | 蛋白質 |
| 15 克 | 脂肪 |
| ＋ | 醣類 |

※未含烹調用油量。 ※「＋」表示微量。

# 肉魚＋滷蛋

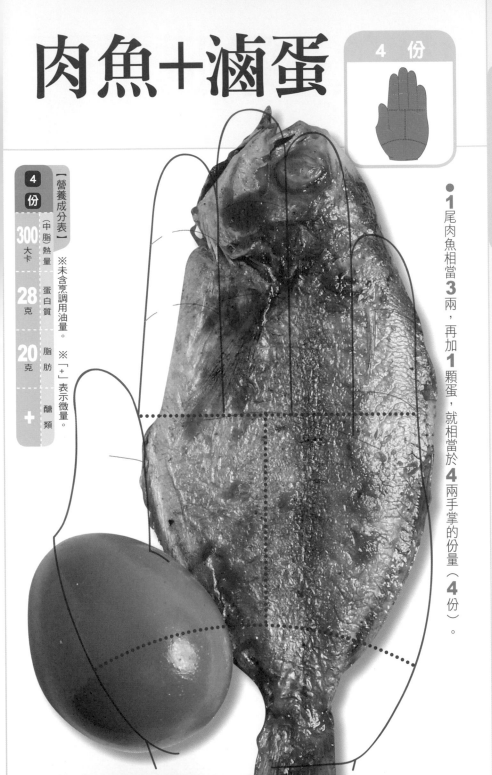

4 份

●1尾肉魚相當**3**兩，再加**1**顆蛋，就相當於**4**兩手掌的份量（**4**份）。

【營養成分表】

※未含烹調用油量。 ※「＋」表示微量。

| 4份 | |
|---|---|
| 300大卡 | 熱量（中脂） |
| 28克 | 蛋白質 |
| 20克 | 脂肪 |
| ＋ | 醣類 |

# 肉魚＋雞腿

**5 份**

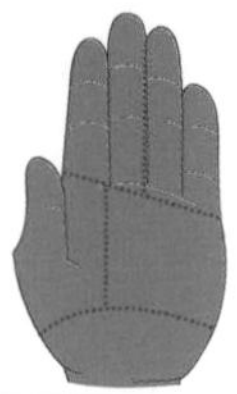

**【營養成分表】**

※ 未含烹調用油量
※「＋」表示微量。

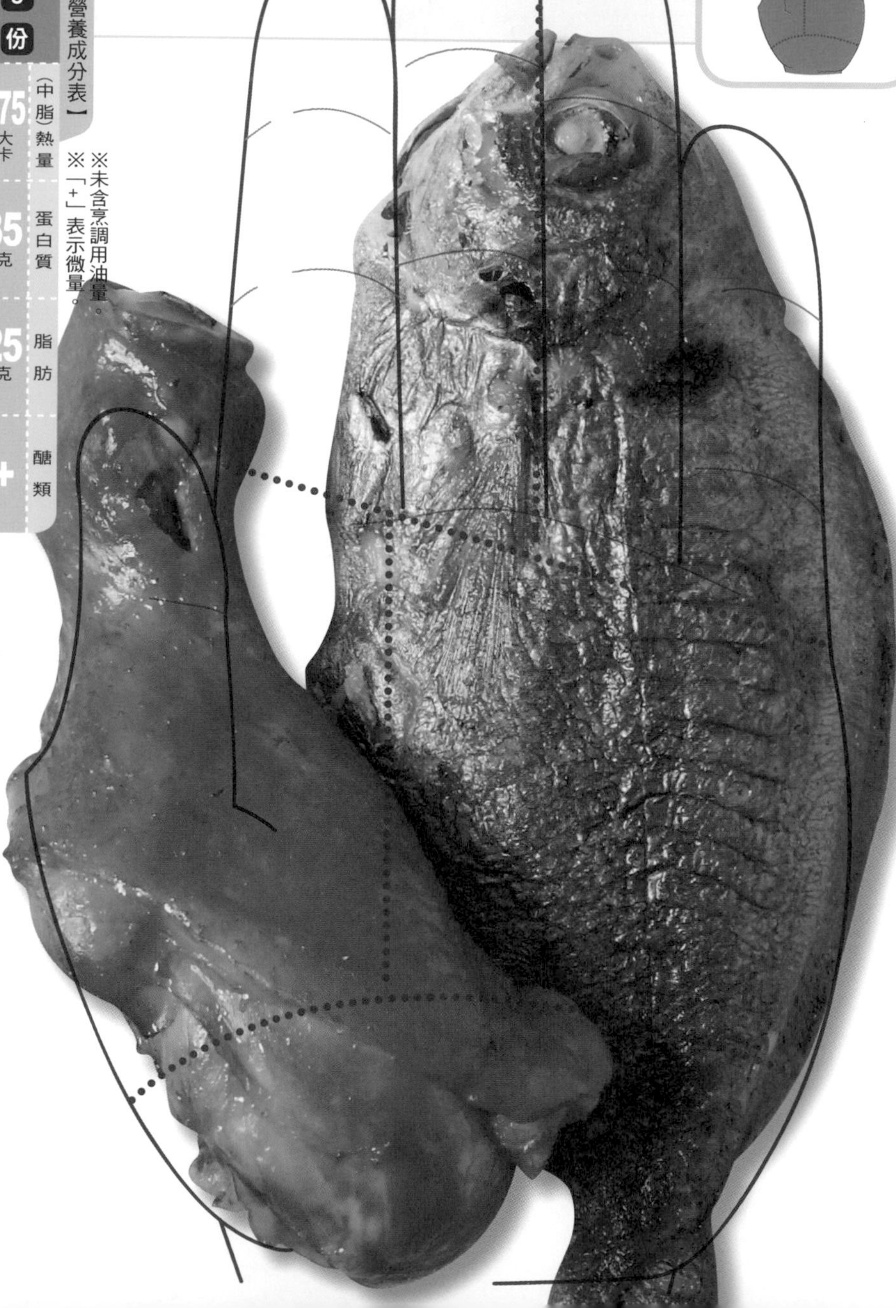

| | |
|---|---|
| **375** 大卡 | （中脂）熱量 |
| **35** 克 | 蛋白質 |
| **25** 克 | 脂肪 |
| **＋** | 醣類 |

雞腿去骨可食約 **2** 兩，肉魚 **1** 尾約 **3** 兩，就相當於 **5** 兩手掌的份量（**5** 份）。

# 營養室現場 Q&A

## ✳ 什麼是高品質的蛋白質？

對腎病患者而言，必須限制蛋白質攝取以減輕腎臟負擔，因此所吃的少量蛋白質必須被人體有效利用，建議多選擇富含9種人體必需胺基酸的「高品質」蛋白質來源，包括魚、海鮮、家禽家畜類、蛋、奶類、黃豆及其製品。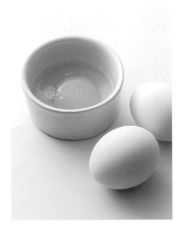

大多數的植物性蛋白質（黃豆除外），無法提供完整的必需胺基酸，因此稱為「低品質」蛋白質，尤其腎病患者須注意米飯或五穀雜糧之攝取，建議以低蛋白澱粉（如冬粉、米粉、米苔目、粿條等）替代。

對健康的人而言，蛋白質攝取量普遍高出個體需要，只要食物來源多樣化，那麼，低品質與高品質蛋白質間的差異，也就無足輕重。

## ✳ 多吃豬腳、魚皮能夠補充膠原蛋白嗎？

膠原蛋白是一種纖維狀蛋白質，可以賦予皮膚支撐的力量；伴隨老化，真皮層的膠原蛋白日益減少，使皮膚喪失彈性、肌膚呈現鬆弛外觀。為防老、抗皺，時下流行以雞爪凍、豬腳、魚皮、雞皮等食物補充膠原蛋白。

事實上，這些食物的熱量（屬中/高脂肉類）與飽和脂肪酸含量也都相當高，攝取過多是會讓你變胖的，長期選食甚至會讓血中膽固醇升高，而導致心臟血管疾病。

建議你不妨以干貝、海參等低脂肉類替代，當然均衡飲食仍是最重要的，每一類的食物量都應該有所節制，如此才能在補充膠原蛋白的同時又能兼具健康喔！

# MEMO

# 第 7 篇

# 乳品類食物

乳品類食物富含的蛋白質與各種維生素，

能提供身體所需營養，

是國人飲食中的重要食物之一。

攝取乳品類食物，除了注意食用份量，

也要注意糖及油脂的含量。

# 乳品類食物好營養，注意份量最安心

攝取奶類食物，除了注意食用份量，更要避免含有過多添加物，像是糖、香料等，另一方面，也要注意脂肪含量，才能吃得健康喔！

## 乳品類食物有哪些？

鮮奶、奶粉、保久奶、優酪乳、優格、起士等。

## 免洗湯匙與杯子，最好量

- **奶粉**：粉狀食物（奶粉等）利用免洗湯匙計量！
- **鮮奶、優酪乳**：液狀食物（鮮奶等）利用260cc的杯子計量！

## 糖尿病患選食祕訣

乳品類食物富含蛋白質與鈣質，醣類含量也不少。對糖尿病患者而言，鮮奶可作為平日正餐或點心攝取，但必須參考份量分配，不能任意飲用。

糖尿患者的血脂控制與脂肪攝取是息息相關的，不能只有考慮到醣類食物，而忽略掉高脂食物，乳品類食物要特別注意的是全脂奶類，對糖尿病患的血脂控制較不適當，建議選用低脂或脫脂奶類較能保護心血管併發症。

除了鮮奶之外，相關奶製品也要小心注意，如含糖優酪乳及調味奶，更是糖尿患者應避免選用的食物。一般優酪乳發酵後，酸味為一般大眾所無法接受，廠商會在其中特別添加糖，以中和酸味，對糖尿患者而言是一大陷阱，平時注意的含糖食物，在這此類卻常常忽略。

調味乳也一樣，為了特別添加風味，必須將奶類含量降低，額外增加許多含糖調味品，糖尿病患也不適合選用。

## 體重控制患者的選食祕訣

乳品類除了是優質的蛋白質及鈣質來源外，還含有豐富的維生素跟礦物質。在國民飲食指南中，建議每人每天需攝取1～2杯。

乳品類產生的熱量受到其脂肪含量的影響很大，全脂奶與脫脂奶所含的熱量差將近1倍（醣類、蛋白質含量），所以在執行限制熱量飲食時，不建議食用全脂奶。每1份奶類還含有12克的醣類，在實施醣類限制飲食時，記得要列入總醣類攝取計算。

如果因限制攝取總醣量，而無法讓你攝取足夠的奶類，建議額外補充鈣質或是多選擇鈣質含量豐富的豆魚蛋肉類（如小魚乾、黃豆製品等），滿足身體鈣質需求。

調味乳與優酪乳含高量的糖，不適合減肥的人食用，除非選擇無糖或代糖製品，不然還是少吃為妙。如果真的非吃不可，要記得把全部的糖類納入計算喔！

## 腎臟病患者的選食祕訣

1份奶類（如鮮奶240cc、低脂奶粉3匙）可提供8克的「高生理價（高品質）」蛋白質和12克的醣類，且隨脂肪含量不同而有脫脂、低脂和全脂奶類的差別，對於有乳糖不耐症者，1份的奶類可替換為1份主食類和1份豆魚蛋肉類所含的營養。

奶類及其製品雖含有豐富蛋白質，但同屬高磷、高鉀食物。慢性腎病第1～3期患者之血鈣、血磷尚能維持在正常範圍，但仍建議以市售低蛋白營養品（三多LPF、益富易能充）替代奶類，則可多攝取1份血基質鐵含量高的肉類，能兼具熱量補給。

慢性腎臟病第4～5期的患者因尿毒堆積導致食慾降低，又容易併發血鈣偏低、血鉀和血磷偏高（造成骨病變、抽筋、血管和軟組織等產生鈣化現象，繼而引發心血管疾病等問題）等代謝異常，建議可以選用市售專為腎病患者設計的濃縮營養品（亞培腎補納）替代。

一般而言，含有蛋白質的食物必含有磷，而當執行限磷（低蛋白）飲食仍然無法將血磷降至目標值時，應使用磷結合劑來降低血磷。

# 低脂鮮奶

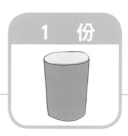

1　份

● **1**份奶類食物=**240**cc低脂鮮奶

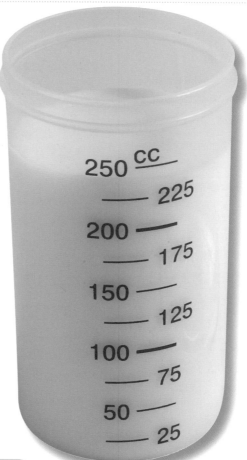

250 <u>CC</u>
—— 225
200 —
—— 175
150 ——
—— 125
100 —
—— 75
50 ——
—— 25

【營養成分表】

| | (低脂)熱量 | 蛋白質 | 脂肪 | 醣類 |
|---|---|---|---|---|
| **每 份** | **120**大卡 | **8**克 | **4**克 | **12**克 |

# 低脂奶粉

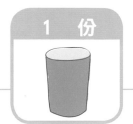

1　份

● 奶類食物**1**份＝低脂奶粉**3**匙

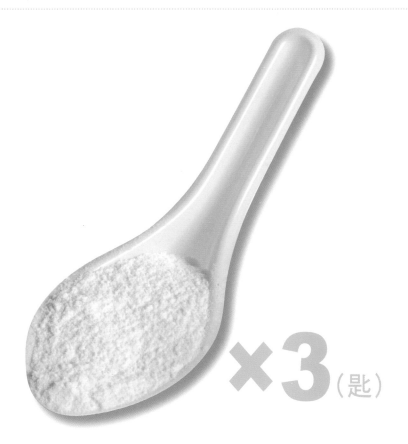

**×3** (匙)

【營養成分表】

| 每 份 | (低脂)熱量 | 蛋白質 | 脂 肪 | 醣 類 |
|---|---|---|---|---|
| | **120**大卡 | **8**克 | **4**克 | **12**克 |

# 低脂起士

● **1**份乳品類食物**＝**起士**2**片

● 起士片的形狀無法利用杯子或湯匙計量，要記住2片就等於一份奶類。

【營養成分表】

| 每 份 | (低脂)熱量 | 蛋白質 | 脂肪 | 醣類 |
|---|---|---|---|---|
| | **120**大卡 | **8**克 | **4**克 | **12**克 |

# 優格

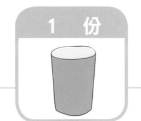

- 優格**1**個**180**克**=** 約低脂鮮奶 **240**cc**+1**顆方糖

- 酸中帶甜的滋味,可要小心含糖量。

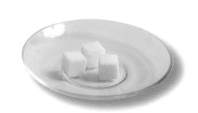 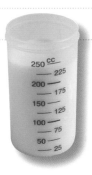

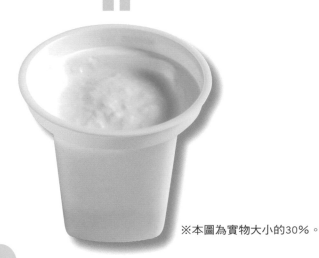

※本圖為實物大小的30%。

【營養成分表】

| 每份 | (低脂)熱量 | 蛋白質 | 脂肪 | 醣類 |
|---|---|---|---|---|
| | **200**大卡 | **8**克 | **4**克 | **32**克 |

# 優酪乳

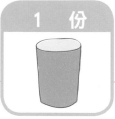
1 份

● 注意碳水化合物含量，愈高表示含糖愈多，低脂低糖是較好的選擇，可別顧了腸胃卻肥了身材。

● 優酪乳**1**瓶**200**克=脫脂鮮奶**240**cc+**3~7**顆方糖。

※本圖為實物大小的30%。

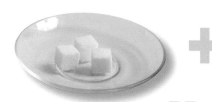

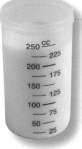

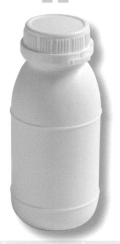

【營養成分表】

| 每 份 | (低脂)熱量 | 蛋白質 | 脂肪 | 醣類 |
|---|---|---|---|---|
| | **180**大卡 | **8**克 | **4**克 | **27**克 |

# 第 8 篇
# 油脂及堅果種子類食物

說到油脂類、堅果類食物，總是令人又愛又恨，

少了它，美食往往不香不潤口，

太多，卻又容易讓健康出狀況。

其實，缺乏油脂對身體也不健康，

懂得適量補充油脂堅果類食物，才是健康之道！

# 要嚴加列管，但也不可或缺

高脂肪食物往往是健康飲食中的禁忌，然而，有許多必需維生素，需要從油脂及堅果類食物中攝取，弄清楚食用份量，才能健康、美味兼得！

## 油脂及堅果種子類食物有哪些？

- **動物性油脂**：豬油、雞油、牛油等。
- **植物性油脂**：花生油、葵花油、橄欖油、椰子油、酪梨等。
- **堅果種子類**：花生、瓜子、腰果、芝麻、開心果、杏仁果等。

　　除了烹調用油，也要注意食物中看不見的油脂，像是糕點、丸子、加工餃類、肉鬆等食物。

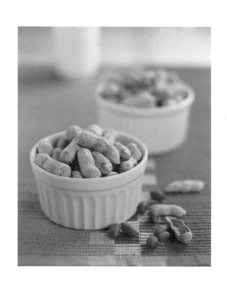

## 精算份量，免洗湯匙最方便

　　要測量油脂及堅果種子類食物，選擇盛裝食物的工具，如免洗湯匙最便利！

## 糖尿病患選食祕訣

　　血糖要穩定除了要注意醣類攝取，第二要點就是要避免高油食物，主要是為了避免心血管的病變。油脂及堅果種子類當中，較

容易讓人忽視的是堅果類及酪梨等食物。適量攝取堅果類有助於血脂控制，但是如果毫無克制，往往會有反效果。

為了避免飽和脂肪酸對心血管的威脅，對糖尿患者更是建議選擇富含不飽和脂肪酸的植物油（椰子油及棕櫚油例外），對心血管的保護較佳。

除了油脂選擇之外，尚須要注意的是用量，食物外觀看起來越是油亮、越是酥脆，所添加的油脂含量越是高，我們也常常被食物外觀的美色所吸引，而忽視其中添加的油脂量越是可怕。

因此對糖尿病患而言，家中烹調用油選擇植物油，低油烹調方式（蒸、煮、烤、燉、涼拌）、適量攝取堅果類食物，除了幫助血糖穩定，更能保護心血管避免併發症的發生。

## 體重控制患者的選食祕訣

油脂及堅果種子類是產生最多熱量的營養素，每克油脂產生9大卡的熱量，為醣類及蛋白質的2.25倍。對限制熱量飲食而言，高油脂食物一直是最大的禁忌，能降低脂肪的攝取，就減少的熱

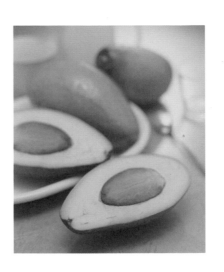

量攝取。

油脂在食品的廣泛應用，如食物滑潤（如起士蛋糕）、綿密（如全脂冰淇淋）、酥脆（如油炸食物）、多層次（各式糕點）或多汁柔嫩（霜降肉）的口感，讓我們在口慾與健康之間，接受一次又一次的取捨試煉，所以如何減少油脂及堅果種子類攝取是項艱鉅的任務。

在這樣的背景下，造就了各式低醣高脂的減肥飲食，標榜可以不用犧牲口腹之慾。事實上，攝取動物性油脂的同時，也伴隨攝取大量的膽固醇；油脂及堅果種子類或許會因為低醣飲食，不完全燃燒而減少產能，但膽固醇的

危害卻是無法避免的。因此脂肪攝取建議以植物性為主，至少可避免膽固醇的危害。

## 腎臟病患者的選食祕訣

1份油脂類或堅果種子類可提供5克的脂肪，屬熱量高且蛋白質低的食物類別。腎病患者在減少豆魚蛋肉類攝取時，同時亦減少了肉類來源之脂肪攝取，而為攝取足夠的熱量，因此需要利用烹調方式（如煎、炒）增加油脂攝取以避免營養不良的發生。

然而，慢性腎臟病本身就是造成心血管疾病之重要的獨立危險因子，越到末期，患者多有高膽固醇、高三酸甘油脂等血脂異常問題，因此所選擇的脂肪種類是很重要的。

動物性食用油（如豬油、牛油、奶油）和植物性食用油（如椰子油、棕櫚油、氫化油）因含較高的飽和脂肪酸，容易造成血中膽固醇升高，應避免食用。烹調上應選擇植物性食用油（如橄欖油、芥花油、葵花油、大豆沙拉油）。

此外，同屬油脂類之堅果種子類（如芝麻、南瓜子、西瓜子、腰果、葵瓜子、杏仁）所含的磷較高且蛋白質品質較差，要適量適時攝取。

---

**何謂反式脂肪酸？**

你在平常可能不知不覺吃下肚，而且常常吃，它存在於「部分經氫化的植物油」，因植物油易氧化酸敗，如經氫化過易儲存及耐高溫，但油脂分子結構會改變成反式脂肪酸，會使體內低密度脂蛋白升高(LDL-C，又稱為壞的膽固醇)，罹患冠心病及腦中風之風險會跟著增加。

# 植物油

1 份

- 油脂**1**份**=**植物油**5**克**=1/3**匙免洗湯匙。

- 植物油的不飽和脂肪酸成分高；短時間煎炒炸均可選用植物油烹調。

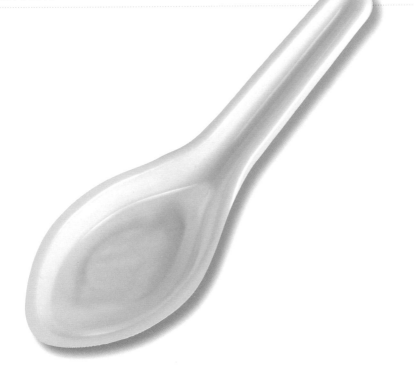

## 【營養成分表】

※「＋」表示微量。

| | 熱 量 | 蛋白質 | 脂 肪 | 醣 類 |
|---|---|---|---|---|
| 每 份 | **45**大卡 | **＋** | **5**克 | **＋** |

# 豬油

1 份

- 油脂**1**份=動物油**5**克=**1/3**匙免洗湯匙。

- 飽和脂肪酸成份高；長期使用容易引發心血管疾病。

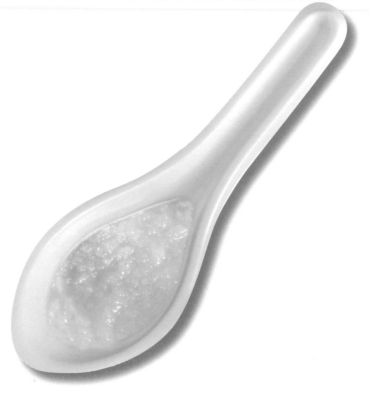

## 【營養成分表】 ※「＋」表示微量。

| 每 份 | 熱 量 | 蛋白質 | 脂 肪 | 醣 類 |
|---|---|---|---|---|
| | **45**大卡 | ＋ | **5**克 | ＋ |

# 植物性奶油

1 份

- 油脂**1**份**＝**乳瑪琳約**6**克**＝1/3**匙免洗湯匙。

- 植物性奶油（乳瑪琳）屬於加工氫化油，所含反式脂肪酸與動物油之飽和脂肪性質相仿，故亦容易引發心血管問題。

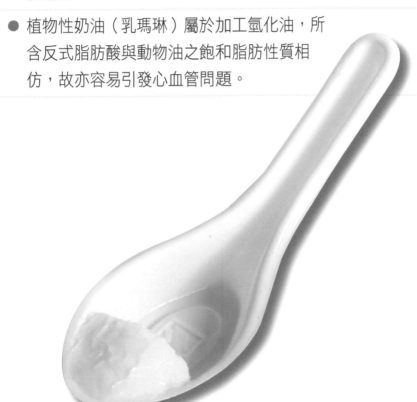

## 【營養成分表】   ※「＋」表示微量。

| | 熱 量 | 蛋白質 | 脂 肪 | 醣 類 |
|---|---|---|---|---|
| 每 份 | **45**大卡 | ＋ | **5**克 | ＋ |

# 南瓜子

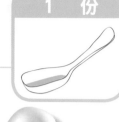

1　份

- 南瓜子**1**份=**1**又**1/2**匙免洗湯匙（**30**粒）=**1/3**匙植物油。

- 堅果種子類的主要成分是脂肪，大部分屬於不飽和脂肪酸，是極佳油脂的熱量來源，但不宜吃太多喔！

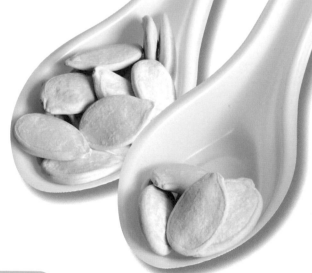

【營養成分表】　※「+」表示微量。

| 每份 | 熱量 | 蛋白質 | 脂肪 | 醣類 |
|------|------|--------|------|------|
| | **45**大卡 | + | **5**克 | +⁺ |

# 西瓜子

1　份

- 西瓜子**1**份**=2**匙免洗湯匙（**50**粒）**=1/3**匙植物油。

- 西瓜子常是大家喝茶聊天的良伴，可別忘情吃過頭。

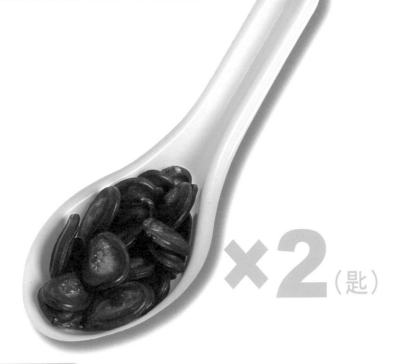

**×2**（匙）

【營養成分表】　　※「+」表示微量。

| 每　份 | 熱　量 | 蛋白質 | 脂　肪 | 醣　類 |
|---|---|---|---|---|
| | **45**大卡 | **+** | **5**克 | **+** |

# 開心果

**1 份**

- 開心果**1**份**15**克**=1**又**1/2**匙免洗湯匙（**11**粒）**=1/3**匙植物油。

- 過年聚會一口接一口的開心果，不是豆類也不是全穀類喔，小心一把將油脂吃進肚。

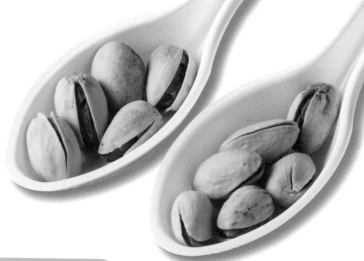

【營養成分表】　　※「+」表示微量。

| 每 份 | 熱 量 | 蛋白質 | 脂 肪 | 醣 類 |
|---|---|---|---|---|
| | **45**大卡 | **+** | **5**克 | **+** |

# 杏仁果

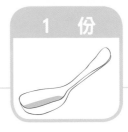

1 份

- 杏仁果**1**份**=1/2**匙免洗湯匙（**5**粒）**=1/3**匙植物油。

- 杏仁果富含維生素E及鎂、鋅、鉀等及不飽和脂肪酸，可以降低血清中膽固醇濃度，預防動脈硬化。

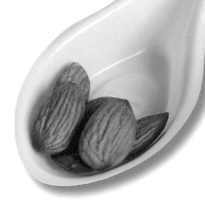

## 【營養成分表】　※「+」表示微量。

| | 熱　量 | 蛋白質 | 脂　肪 | 醣　類 |
|---|---|---|---|---|
| 每 份 | **45**大卡 | + | **5**克 | + |

# 杏仁粉

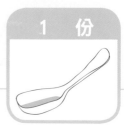

1 份

- 杏仁粉**1**份**=1**匙免洗湯匙**=1/3**匙植物油。

- 杏仁粉常是早餐飲品選擇之一，富含維生素E及不飽和脂肪酸，適量攝取有助於心血管疾病、高血壓的預防。

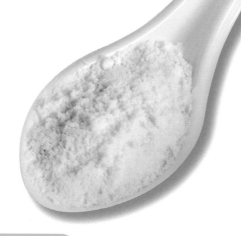

【營養成分表】　※「+」表示微量。

| 每 份 | 熱 量 | 蛋白質 | 脂 肪 | 醣 類 |
|---|---|---|---|---|
| | **45**大卡 | + | **5**克 | + |

# 帶殼花生

1 份

- 帶殼花生**1**份**=2**匙免洗湯匙（**6**粒）**=1/3**匙植物油。

- 花生是常見油料來源，富含維生素E、不飽和脂肪酸及卵磷脂等，適量攝取有助預防動脈粥樣硬化及冠心病。

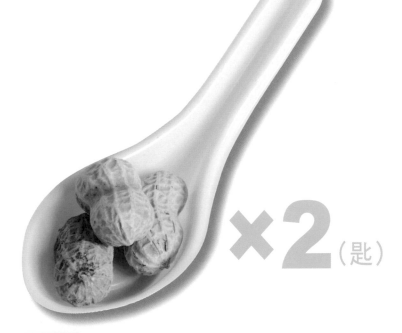

**×2**（匙）

【營養成分表】　※「+」表示微量。

| 每 份 | 熱 量 | 蛋白質 | 脂 肪 | 醣 類 |
|---|---|---|---|---|
| | **45**大卡 | **+** | **5**克 | **+** |

# 去殼花生

1 份

● 去殼花生仁**1**份**15**克（約**15**粒）
**=1**匙免洗湯匙。

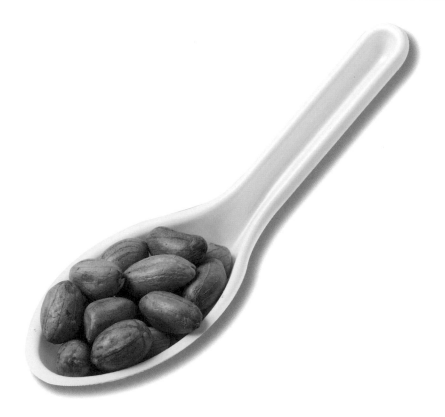

【營養成分表】　※「＋」表示微量。

| 每 份 | 熱 量 | 蛋白質 | 脂 肪 | 醣 類 |
|---|---|---|---|---|
| | **45**大卡 | ＋ | **5**克 | ＋ |

# 生核桃

1 份

- 生核桃**1**份=**1**匙免洗湯匙（**2**粒）
  =**1/3**匙植物油。

- 核桃被譽為萬歲子與長壽果，與其他堅果類食物一樣，含豐富不飽和脂肪酸及維生素礦物質！

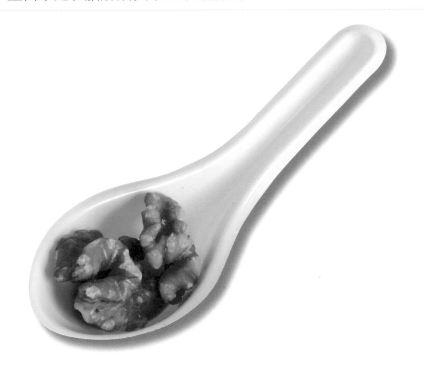

【營養成分表】　※「＋」表示微量。

| | 熱　量 | 蛋白質 | 脂　肪 | 醣　類 |
|---|---|---|---|---|
| 每　份 | **45**大卡 | ＋ | **5**克 | ＋ |

# 沙拉醬(美乃滋)

- 沙拉醬**10**克**=2/3**匙免洗湯匙。

- 每天薄薄一層的美乃滋,可能讓你腰圍胖一圈。

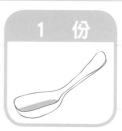

1　份

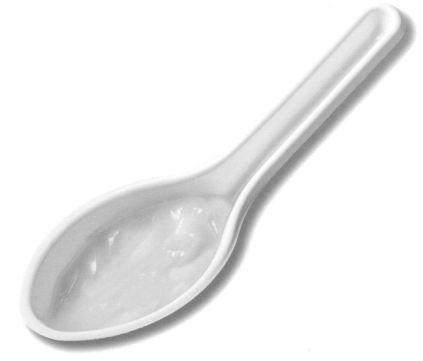

【營養成分表】　　※「+」表示微量。

| 每 份 | 熱 量 | 蛋白質 | 脂 肪 | 醣 類 |
|---|---|---|---|---|
| | **45**大卡 | + | **5**克 | + |

# 花生醬

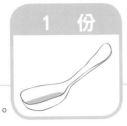

1 份

- **1**份油脂＝花生醬**9**克＝**1**匙免洗湯匙。

- 土司塗花生醬是大家的最愛，花生醬含的油脂可讓人有飽足感。但吃多了，熱量也很高。

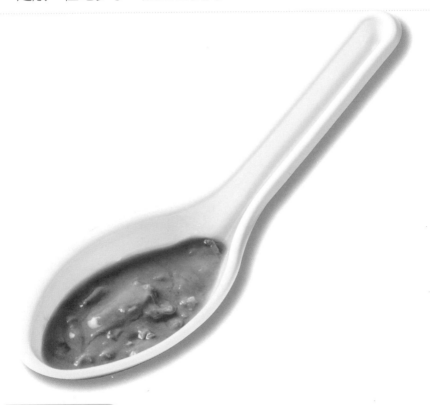

**【營養成分表】** ※「＋」表示微量。

| | 熱 量 | 蛋白質 | 脂 肪 | 醣 類 |
|---|---|---|---|---|
| **每 份** | **45**大卡 | **＋** | **5**克 | **＋** |

# 花生粉

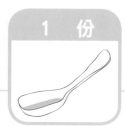

1　份

- **1**份油脂類**=**花生粉**1**匙免洗湯匙
  **=1/3**匙植物油。

- 平日灑在粽子或豬血糕上的花生粉，油脂、熱量含量高。

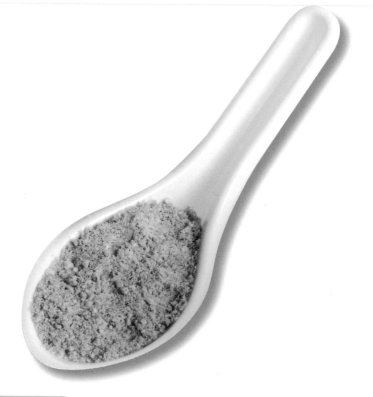

【營養成分表】 ※「+」表示微量。

| 每 份 | 熱 量 | 蛋白質 | 脂 肪 | 醣 類 |
|---|---|---|---|---|
| | **45**大卡 | + | **5**克 | + |

# 芝麻醬

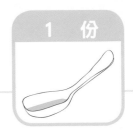

1 份

- **1**份油脂類**=**芝麻醬**1/2**匙免洗湯匙 **=1/3**匙植物油。

- 芝麻醬是富含鈣及鐵質之極品，但芝麻醬的熱量是屬一屬二的多。

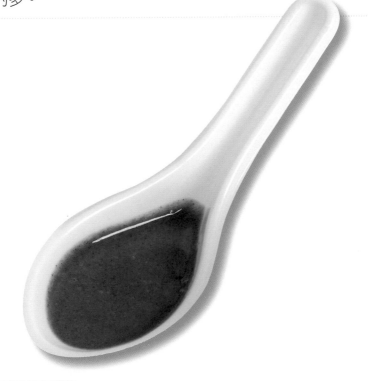

【營養成分表】　　※「＋」表示微量。

| | 熱　量 | 蛋白質 | 脂　肪 | 醣　類 |
|---|---|---|---|---|
| **每 份** | **45**大卡 | **＋** | **5**克 | **＋** |

油脂及堅果種子類

# 沙茶醬

- **1**份油脂類**=**沙茶粉**1/2**匙免洗湯匙 **=1/3**匙植物油。

- 沾了沙茶醬會讓你食慾大開，可能吃更多。吃火鍋時可改用蔥薑蒜取代調味料或和風醬也不錯。

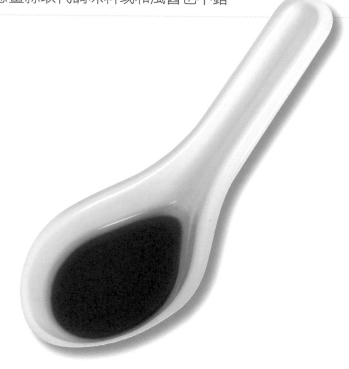

【營養成分表】　※「+」表示微量。

| 每 份 | 熱 量 | 蛋白質 | 脂 肪 | 醣 類 |
|---|---|---|---|---|
| | **45**大卡 | + | **5**克 | + |

# 酪梨

- 酪梨外皮轉紅，脂肪含量增加。

- 切塊酪梨**1**份**80**克＝切塊**2**匙免洗湯匙＝**半**碗滿。

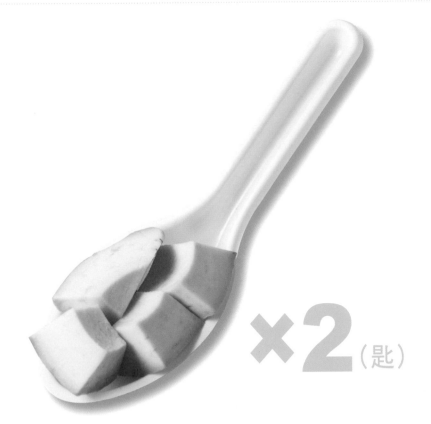

**×2**(匙)

【營養成分表】　　※「+」表示微量。

| 每 份 | 熱 量 | 蛋白質 | 脂 肪 | 醣 類 |
|---|---|---|---|---|
| | **65**大卡 | **+** | **5**克 | **5**克 |

## 特·別·收·錄 1

# 營養師教你 規劃一天飲食！

## 糖尿病患者，這麼吃就對了

只要注意份量，讓身體的總醣量固定，就能穩定血糖。你可以從下列的飲食規劃，了解每一餐該怎麼調配食物份量！

### 算算看

林先生為一糖尿病患者，職業是電腦工程師，大多工作以辦公桌為主，身高175公分，試問食物份量該如何代換，才能達到血糖控制的標準呢？

### 這樣算

◎ 先算出自己的理想體重：

（175公分－80）×0.7＝66.5公斤

◎ 再算出標準體重所需熱量：

66.5公斤×30大卡＝1995大卡（約2000大卡）

## 早餐可以這樣配！

| 菜單 | 低脂鮮奶 | 全麥三明治 | | | | |
|------|----------|----------|------|------|------|------|
| 種類 | 乳品類 | 乳品類 | 蔬菜類 | 全穀雜糧類 | 豆魚蛋肉類 | 油脂及堅果種子類 |
| 份數 | 1 | 0.5 | 1 | 4 | 1 | 1 |
| 圖示 | | | | | | |
| 材料 | 低脂鮮奶240cc | 起司片1片 | 番茄3片（約45克） | 全麥土司3片（約120克） | 雞蛋1個 | 堅果1份 |
| | -- | -- | 美生菜30克 | -- | -- | -- |
| | -- | -- | 洋蔥絲10克 | -- | -- | -- |
| | -- | -- | 小黃瓜15克 | -- | -- | -- |
| 叮嚀 | 早餐定時定量，是一定的原則，美乃滋、油脂和糖少一點，纖維多一點，質與量兼顧，作為一天好的開始。 | | | | | |

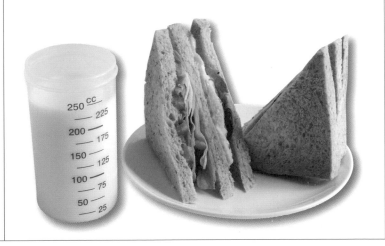

## 午餐 可以這樣配！

| 菜單 | 芭樂 | 火鍋 | | | 沙茶醬 |
|------|------|------|------|------|--------|
| 種類 | 水果類 | 蔬菜類 | 全穀<br>雜糧類 | 豆魚<br>蛋肉類 | 油脂及<br>堅果種子類 |
| 份數 | 1 | 2 | 4 | 3 | 3 |
| 圖示 | | | | | |
| 材料 | 芭樂160克 | 高麗菜100克 | 冬粉1把<br>（30克） | 火鍋肉片<br>30克 | 沙茶醬15克 |
| | -- | 金針菇50克 | 玉米2/3根<br>（含梗約140克） | 蝦50克 | -- |
| | -- | 木耳50克 | 芋頭55克 | 花枝40克 | -- |

| 叮嚀 | ・選擇火鍋時，捨棄高脂餃類、丸類加工品，改以高纖蔬菜取代，血糖控制會更好。<br>・如果火鍋料有冬粉、玉米、芋頭等材料，飯量攝取應減量。<br>・沾醬要適量，尤其高油高鹽的沙茶醬要酌量。 |
|------|---|

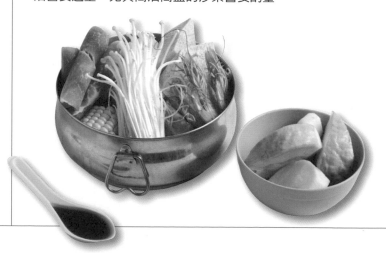

## 晚餐 可以這樣配！

| 菜單 | 奇異果 | 蒜茸空心菜 | 養生菇雞骨湯 | 薏仁燕麥飯 | 香煎肉魚 | 烹調用油 |
|------|--------|-----------|-------------|-----------|---------|---------|
| 種類 | 水果類 | 蔬菜類 | | 全穀雜糧類 | 豆魚蛋肉類 | 油脂及堅果種子類 |
| 份數 | 1 | 1 | 1 | 4 | 3 | 3 |
| 圖示 | | | | | | |
| 材料 | 奇異果105克 | 空心菜100克 | 綜合菇100克 | 薏仁20克 | 肉魚1尾 | 烹調用油15克 |
| | -- | 蒜茸少許 | 雞骨架少許 | 燕麥20克 | 檸檬片 | -- |
| | -- | -- | 養生中藥（黃耆、西洋蔘、紅棗、枸杞） | 白米40克 | -- | -- |
| 叮嚀 | 醣類是影響餐後血糖的主要食物因子，聰明攝取高纖食物，可幫你輕鬆改善餐後血糖。 | | | | | |

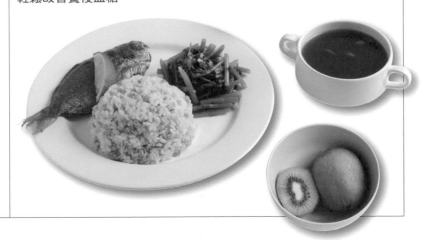

## 宵夜 可以這樣配！

| 菜單 | 低脂鮮奶 | 蘇打餅 |
|------|----------|--------|
| 種類 | 乳品類 | 全穀雜糧類 |
| 份數 | 1 | 1 |
| 圖示 | 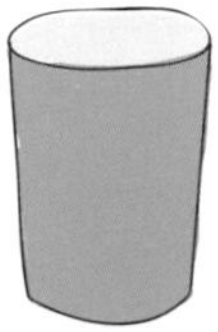 | 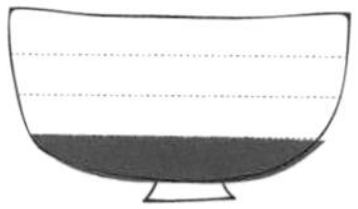 |
| 材料 | 低脂鮮奶240cc | 蘇打餅3片（約20克） |
| 叮嚀 | 三餐正常吃，視需要提供宵夜，不油不膩是你的選擇。 | |

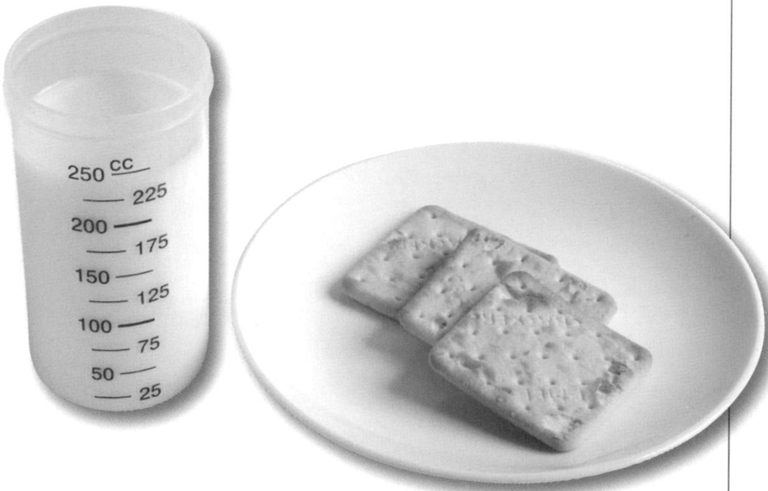

# 體重控制患者，也能輕鬆瘦

想要瘦身，不是熱量少就好，均衡的營養才能瘦得健康，不復胖！下列的飲食規劃，教你每一餐的食物份量調配，最瘦最均衡！

### 算算看

徐同學為一大專院校學生，身高175公分，體重75公斤。他想要減肥，希望每星期減輕0.5公斤，飲食控制如何執行？

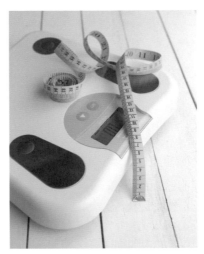

### 這樣算

◎ 先算出自己的理想體重：

（175公分－80）×0.7＝66.5公斤

◎ 再算出標準體重所需熱量：

66.5公斤×30大卡＝1995大卡（約2000大卡）

◎ 要達到每週減輕0.5公斤，每天須減少500大卡：

2000大卡－500大卡＝1500大卡

## 早餐 可以這樣配！

| 菜單 | 活力堅果生菜套餐 | | | | 低脂鮮奶 | 三角飯糰 |
|---|---|---|---|---|---|---|
| 種類 | 蔬菜類 | 水果類 | 豆魚蛋肉類 | 油脂及堅果種子類 | 乳品類 | 全穀雜糧類 |
| 份數 | 0.5 | 1 | 1 | 1 | 1 | 2 |
| 圖示 | | | | | | |
| 材料 | 苜蓿芽10克 | 奇異果55克 | 水煮蛋1個 | 堅果類1份：南瓜子、松子、亞麻仁子 | 低脂鮮奶240cc | 三角飯糰 |
| | 豆苗20克 | 蘋果65克 | -- | | -- | -- |
| | 紫高麗菜20克 | 枸杞少許 | -- | | -- | -- |

**叮嚀**

- 乳品類、全穀雜糧類，再搭配新鮮蔬果，豐富的纖維質和酵素，可助消化及排泄。
- 額外補充1份堅果種子類，更富含有礦物質及維生素，讓您減重也能活力充沛一整天。

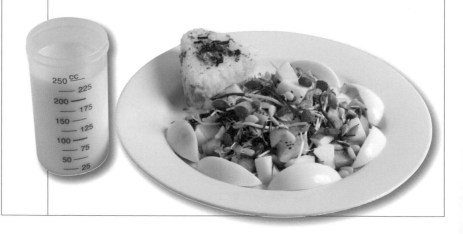

## 午餐 可以這樣配！

| 菜單 | 彩椒涼拌四季豆 | 薑絲冬瓜紅蘿蔔湯 | 紫蘇和風蕎麥麵 | | 迷迭香烤雞腿 | 烹調用油 |
|---|---|---|---|---|---|---|
| 種類 | 蔬菜類 | | 全穀雜糧類 | | 豆魚蛋肉類 | 油脂及堅果種子類 |
| 份數 | 1 | 0.5 | 1 | 1 | 2 | 3 |
| 圖示 | | | | | | |
| 材料 | 紅椒20克 | 薑絲少許 | 蕎麥麵條60克 | 玉米約2/3根（含梗約140克） | 棒棒腿1支（約70克） | 植物油1匙 |
| | 黃椒30克 | 冬瓜（可食）40克 | 紫蘇1湯匙 | -- | 迷迭香5克 | -- |
| | 四季豆40克 | 紅蘿蔔（去皮）10克 | 和風醬2湯匙 | -- | 鹽少許 | -- |
| | 洋蔥10克 | -- | -- | -- | -- | -- |
| 叮嚀 | 午餐「營養、好吃、正常吃」，是減重者要堅持的原則，攝取優質蛋白質及地中海式的飲食，也可讓你吃得飽又滿足。 | | | | | |

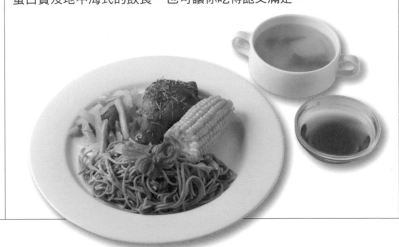

227

## 午後點心可以這樣配！

| 菜單 | 綜合水果 | |
|------|------|------|
| 種類 | 水果類 | |
| 份數 | 2 | |
| 圖示 | 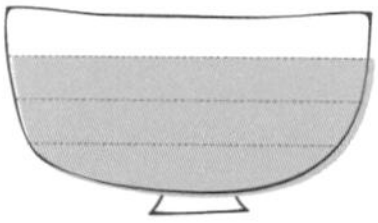 | 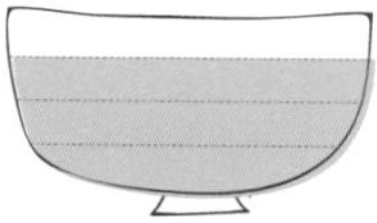 |
| 材料 | 芭樂160克 | 葡萄（含皮）105克 |
| 叮嚀 | 三兩餐間吃水果，來個體內大掃除。 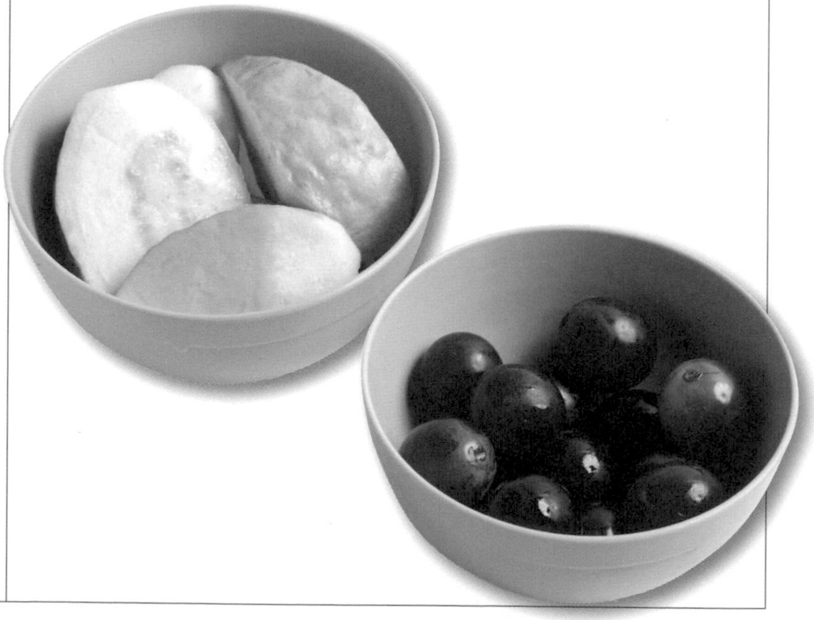 | |

## 晚餐 可以這樣配！

| 菜單 | 蒜茸地瓜葉 | 雜糧肉末粥 | | | 香茅白果豆腐蒸魚 | 烹調用油 |
|---|---|---|---|---|---|---|
| 種類 | 蔬菜類 | 蔬菜類 | 全穀雜糧類 | 豆魚蛋肉類 | 豆魚蛋肉類 | 油脂及堅果種子類 |
| 份數 | 1 | 0.5 | 1 | 1 | 2 | 2 |
| 圖示 | 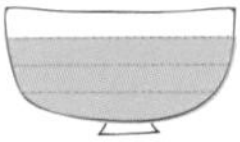 | | 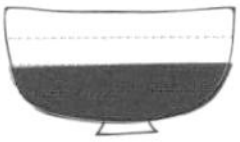 | 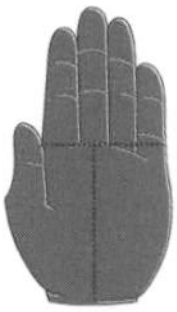 | | 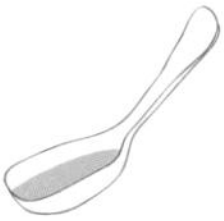 |
| 材料 | 地瓜葉100克 | 香菇20克 | 糙米20克 | 豬肉末15克 | 鯛魚70克 | 橄欖油1/3匙 |
| | 蒜茸少許 | 鴻禧菇20克 | 白米20克 | -- | 豆腐40克 | 香油1/3匙 |
| | -- | 紅蘿蔔10克 | -- | -- | 香茅 | -- |
| | -- | - | -- | -- | 白果 | -- |
| 叮嚀 | 晚餐吃個七、八分飽，選擇富含纖維質食物，維持整夜不嫌少。 | | | | | |

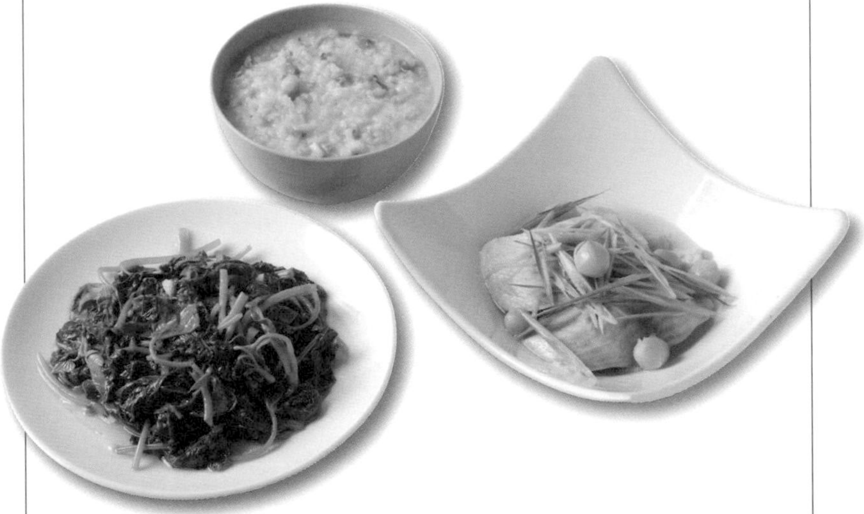

# 腎臟病患者，放心減輕負擔

腎臟病患者要限制蛋白質的份量，並補充足夠熱量，才能維持正常體重，延緩腎功能衰竭。以下的每餐份量規劃，教你吃得輕鬆無負擔！

## 算算看

65歲的陳太太經醫師診斷為慢性腎病第三期患者，身高168公分，體重65公斤，她希望能透過飲食控制減輕腎臟負擔，試問她的飲食該如何調配呢？

## 這樣算

◎ 先算出自己的理想體重：

（168公分－70）×0.6＝58.8公斤

◎ 再算出標準體重所需熱量：

58.8公斤×30大卡＝1764大卡
（約1800大卡）

◎ 還有蛋白質的需求量：

標準體重×0.8＝58.8公斤×0.8＝47.0（克）

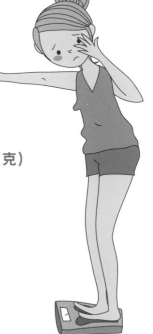

## 早餐 可以這樣配！

| 菜單 | 三多低蛋白配方 | 菜包 | |
|------|----------------|------|------|
| 種類 | 低蛋白營養品 | 蔬菜類 | 全穀雜糧類 |
| 份數 | 2 | 0.5 | 2 |
| 圖示 | | | |
| 材料 | 三多LPF10匙<br>（罐內湯匙）<br>溫開水泡成1杯250cc | -- | -- |
| 叮嚀 | 腎病患者，早餐以低蛋白營養品取代鮮奶，再搭配菜包，在質與量方面，都是不錯的選擇。 | | |

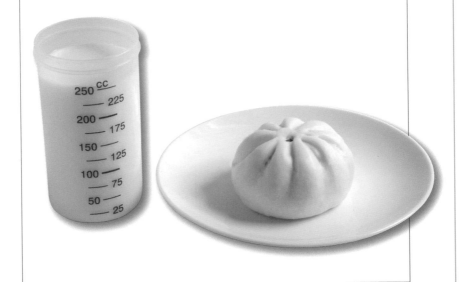

## 午餐 可以這樣配！

| 菜單 | 葡萄 | 南瓜炒米粉 | | | | 烹調用油 |
|---|---|---|---|---|---|---|
| 種類 | 水果類 | 蔬菜類 | 全穀雜糧類 | 低蛋白澱粉 | 豆魚蛋肉類 | 油脂及堅果種子類 |
| 份數 | 1 | 1 | 1 | 3 | 1.5 | 3 |
| 圖示 | | | | | | |
| 材料 | 葡萄（含皮）105克 | 高麗菜100克 | 南瓜（去皮去籽）85克 | 米粉（乾）60克 | 腰內絞肉30克 | 植物油1匙 |
| | -- | -- | -- | -- | 花枝40克 | -- |
| 叮嚀 | 低蛋白澱粉（米粉）取代白米飯或麵食，可增加豆魚蛋肉類優質蛋白質的攝取，讓你的飲食不單調。 | | | | | |

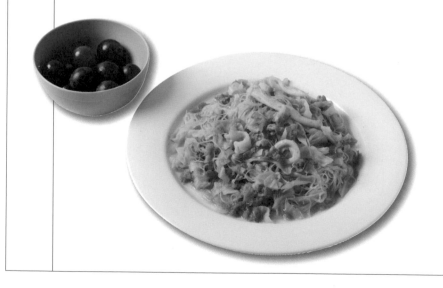

## 晚餐 可以這樣配！

| 菜單 | 鳳梨 | 蠔油芥蘭 | 小白菜豆腐湯 | | 烤鰻魚 | 白飯 | 烹調用油 |
|------|------|----------|--------|--------|--------|------|----------|
| 種類 | 水果類 | 蔬菜類 | 蔬菜類 | 豆魚蛋肉類 | 豆魚蛋肉類 | 全穀雜糧類 | 油脂及堅果種子類 |
| 份數 | 1 | 1 | 0.5 | 0.5 | 2 | 4 | 3 |
| 圖示 | 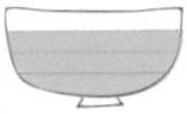 | 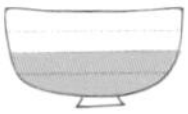 | 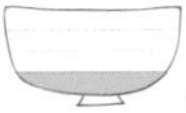 | 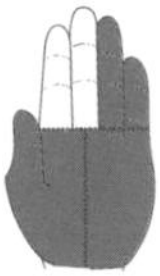 | | 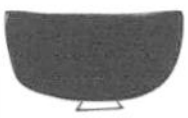 | 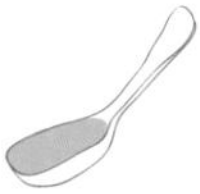 |
| 材料 | 鳳梨（去皮）125克 | 芥蘭菜100克 | 小白菜50克 | | 鰻魚60克 | 白飯160克 | 蠔油2/3匙 |
| | -- | -- | 豆腐40克 | | -- | -- | 香油1/3匙 |
| 叮嚀 | 限制蛋白質的情況下，選擇富含鐵質的鰻魚，可讓你補血加分。 | | | | | | |

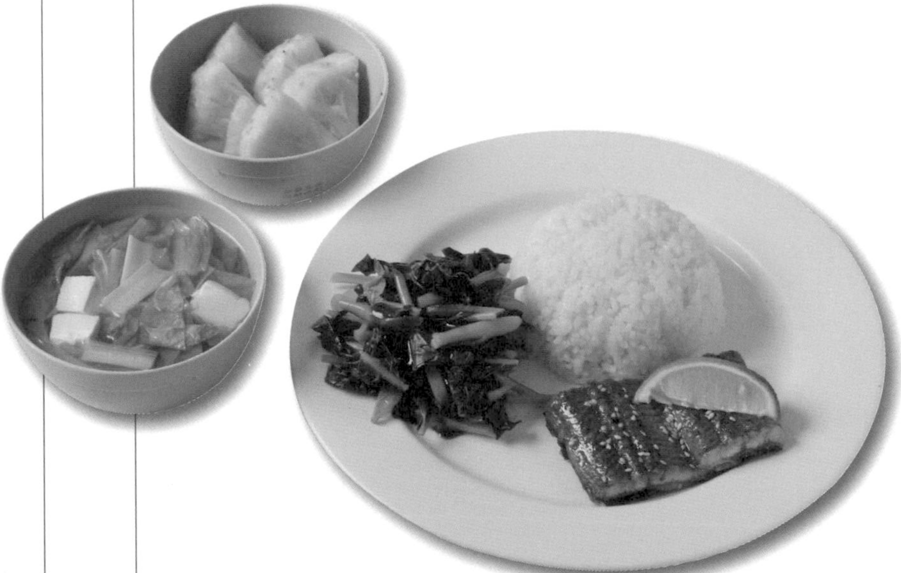

## 午後點心可以這樣配！

| 菜單 | 愛玉凍飲 ||
|------|------|------|
| 種類 | 低蛋白點心 | 蜂蜜 |
| 份數 | 愛玉半碗 | 15克 |
| 叮嚀 | 低蛋白點心，蜂蜜及愛玉都是不含蛋白質的食物，添加蜂蜜可增加熱量及風味。 | 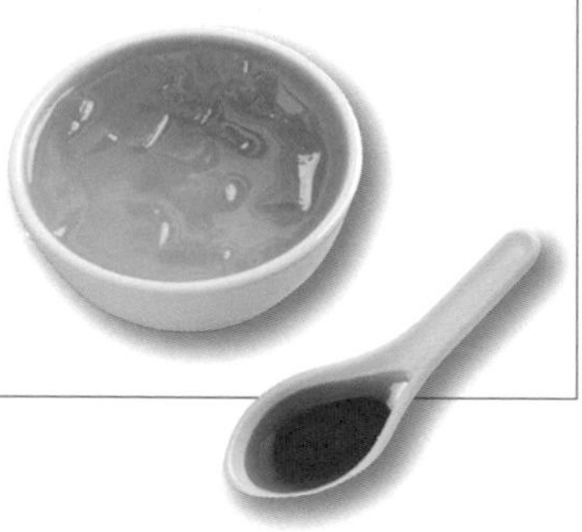|

## 宵夜點心可以這樣配！

| 菜單 | 芝麻藕粉羹（＋糖15克） ||
|------|------|------|
| 種類 | 油脂及堅果種子類 | 低蛋白澱粉 |
| 份數 | 1 | 1 |
| 圖示 | 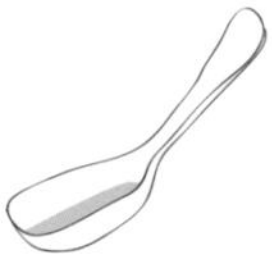 | 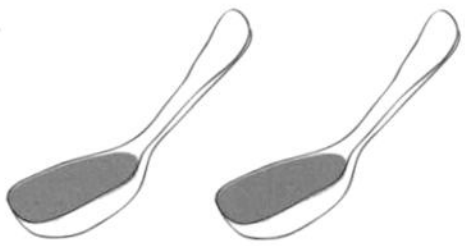 |
| 材料 | 芝麻（10克） | 藕粉20克 |
| 叮嚀 | 補充熱量，腎友吃了沒負擔（開水溫度須大於100℃藕粉才會沖泡成羹）。 | 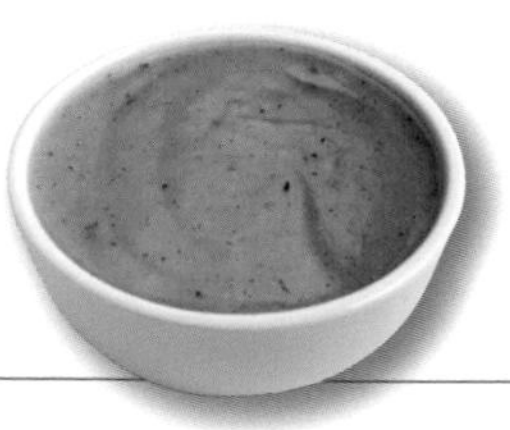|

# 新全食物代換法速查表

健康好吃的食物很多，「新全食物代換表」，可以幫助你用新的方法輕鬆代換！

## 蔬菜類1份代換量

- 1份蔬菜約25大卡（蛋白質1克、醣類5克）
- 以下皆為1份可食生重100克＝熟半碗

| 種類 | 食物名稱 | 代換量 | 食物名稱 | 代換量 |
|------|---------|--------|---------|--------|
| 葉菜類 | 青江菜 | 100克＝半碗 | 小白菜 | 100克＝半碗 |
| | 芥菜 | 100克＝半碗 | 白杏菜 | 100克＝半碗 |
| | 菠菜 | 100克＝半碗 | 青蔥 | 100克＝半碗 |
| | 地瓜葉 | 100克＝半碗 | 油菜 | 100克＝半碗 |
| | 芥藍菜 | 100克＝半碗 | 紅鳳菜 | 100克＝半碗 |
| | 大白菜 | 100克＝半碗 | 高麗菜 | 100克＝半碗 |
| | 空心菜 | 100克＝半碗 | 紫高麗菜(生) | 100克＝4兩手捧 |
| | 茼蒿 | 100克＝半碗 | 青花菜 | 100克＝半碗 |
| | 韭黃 | 100克＝半碗 | 高麗菜芽 | 100克＝半碗 |
| | 川七 | 100克＝半碗 | 洋蔥 | 100克＝半碗 |
| | 海帶 | 100克＝半碗 | 西洋芹 | 100克＝半碗 |
| | 青椒 | 100克＝半碗 | 黃椒(生) | 100克＝4兩手捧 |
| 瓜類 | 苦瓜 | 100克＝半碗 | 胡瓜 | 100克＝半碗 |
| | 葫蘆瓜 | 100克＝半碗 | 絲瓜 | 100克＝半碗 |
| | 冬瓜 | 100克＝半碗 | 小黃瓜(生) | 100克＝4兩手捧 |
| | 大黃瓜 | 100克＝半碗 | | |
| 菇類 | 香菇 | 100克＝半碗 | 鮑魚菇 | 100克＝半碗 |
| | 金針菇 | 100克＝半碗 | 洋菇 | 100克＝半碗 |
| | 木耳 | 100克＝半碗 | | 100克＝半碗 |
| 豆類 | 豆苗(生) | 100克＝4兩手捧 | 豆芽 | 100克＝半碗 |
| | 玉米筍 | 100克＝半碗 | 豌豆夾 | 100克＝半碗 |
| | 敏豆 | 100克＝半碗 | 苜蓿芽(生) | 100克＝4兩手捧 |
| | 菜豆 | 100克＝半碗 | | |

（續上表）

| 種類 | 食物名稱 | 代換量 | 食物名稱 | 代換量 |
|------|---------|--------|---------|--------|
| 其他 | 茄子 | 100克＝半碗 | 竹筍 | 100克＝半碗 |
|  | 牛蒡 | 100克＝半碗 | 秋葵 | 100克＝半碗 |
|  | 蘆筍 | 100克＝半碗 | 蘿蔔 | 100克＝半碗 |
|  | 胡蘿蔔 | 100克＝半碗 | 大番茄 | 100克＝半碗 |

## 油脂及堅果種子類1份代換量

• 1份油脂約45大卡(脂肪5克)

| 種類 | 食物名稱 | 代換量 | 食物名稱 | 代換量 |
|------|---------|--------|---------|--------|
| 烹調用油 | 植物油 | 5克＝1/3匙免洗湯匙 | 植物性奶油（乳瑪琳） | 6克＝1/3匙免洗湯匙 |
|  | 豬油 | 5克＝1/3匙免洗湯匙 |  |  |
| 堅果類 | 南瓜子 | 12克＝1又1/2匙免洗湯匙 | 西瓜子 | 20克＝2匙免洗湯匙 |
|  | 杏仁果 | 7克＝1/2匙免洗湯匙 | 杏仁粉 | 7克＝1匙免洗湯匙 |
|  | 葵花子 | 12克＝2匙免洗湯匙 | 腰果 | 10克＝1匙免洗湯匙 |
|  | 開心果 | 15克＝1又1/2匙免洗湯匙 | 帶殼花生 | 20克＝2匙免洗湯匙（或6粒） |
|  | 生核桃 | 7克＝1匙免洗湯匙 | 松子 | 7克＝1匙免洗湯匙 |
| 醬料類 | 沙拉醬（美乃滋） | 10克＝2/3匙免洗湯匙 |  |  |
|  | 花生醬 | 9克＝1匙免洗湯匙 |  |  |
|  | 花生粉 | 13克＝1匙免洗湯匙 |  |  |
|  | 芝麻醬 | 7克＝1/2匙免洗湯匙 |  |  |
|  | 沙茶醬 | 6克＝1/2匙免洗湯匙 |  |  |
|  | 黑芝麻粉 | 10克＝1又1/2匙免洗湯匙 |  |  |

## 全穀雜糧類1份代換量

- 1份全穀雜糧類約70大卡(蛋白質2克、醣類15克)
- 以下皆為1份可食重量

| 種類 | 食物名稱 | 代換量 | 食物名稱 | 代換量 |
|---|---|---|---|---|
| 米類 | 飯 | 40克＝1/4碗 | 粥(稠) | 125克＝半碗 |
| | 白年糕 | 30克＝2匙免洗湯匙 | 芋頭糕 | 60克＝約6×8×2公分 |
| | 蘿蔔糕 | 50克＝約6×8×1.5公分 | 豬血糕 | 35克＝約7×2.5×1公分 |
| | 紅白小湯圓 | 30克＝2匙免洗湯匙 | 五穀粉 | 20克＝2匙免洗湯匙 |
| 麥類 | 燕麥片 | 20克＝3匙免洗湯匙 | 麥粉 | 20克＝2匙免洗湯匙 |
| | 麵條(熟) | 60克＝半碗 | 拉麵(生) | 25克＝半碗 |
| | 油麵 | 45克＝半碗 | 鍋燒麵(熟) | 60克＝半碗 |
| | 通心粉(乾) | 20克＝熟半碗 | 麵線(乾) | 25克＝熟半碗 |
| | 餛飩皮 | 30克＝約7張 | 餃子皮 | 30克＝約3張 |
| | 蘇打餅乾 | 20克＝約3片 | 冷凍饅頭 | 30克＝約1/3或1/2個 |
| | 土司 | 30克=約1片薄片土司（10×10×1公分） | 餐包 | 30克＝約1個 |
| | 燒餅 | 20克＝約1/4個 | 油條 | 40克＝約15公分（2/3根） |
| 根莖類 | 馬鈴薯(去皮) | 90克＝半碗 | 地瓜 | 55克＝半碗 |
| | 山藥(去皮) | 80克＝半碗 | 芋頭 | 55克＝半碗 |
| | 南瓜(去皮) | 90克＝半碗 | | |
| 其他 | 玉米粒 | 85克＝5匙免洗湯匙 | 帶梗甜玉米 | 140克＝2/3根 |
| | 薏仁 | 20克＝生1.5匙免洗湯匙＝熟3.5匙免洗湯匙 | 蓮子(乾) | 25克＝2匙免洗湯匙 |
| | 綠豆 | 25克＝生2匙免洗湯匙＝熟3匙免洗湯匙 | 紅豆 | 25克＝生2匙免洗湯匙＝熟3匙免洗湯匙 |
| | 花豆 | 25克＝生2匙免洗湯匙＝熟3匙免洗湯匙 | 栗子(去殼) | 20克＝帶殼栗子約4顆＝2匙免洗湯匙 |
| | 菱角(生、去殼) | 60克＝約8顆＝半碗 | 皇帝豆 | 65克＝半碗 |
| | 米粉(熟) | 50克＝半碗 | 冬粉(乾) | 20克＝生半把＝熟半碗 |
| | 米苔目(熟) | 50克＝半碗 | 粉圓(波霸)(乾) | 30克＝熟2匙免洗湯匙 |
| | 藕粉 | 20克＝2匙免洗湯匙 | | |

## 水果類1份代換量

- 1份水果約60大卡(醣類15克)
- 以下皆為1份可食重量（=8分滿碗）

| 食物名稱 | 代換量 | 食物名稱 | 代換量 |
|---|---|---|---|
| 水蜜桃 | 145克＝8分滿碗 | 柑橘 | 150克＝8分滿碗 |
| 水梨 | 145克＝8分滿碗 | 文旦 | 165克＝8分滿碗 |
| 櫻桃 | 80克＝8分滿碗 | 紅西瓜 | 180克＝8分滿碗 |
| 葡萄 | 85克＝8分滿碗 | 龍眼 | 90克＝8分滿碗 |
| 荔枝 | 100克＝8分滿碗 | 葡萄柚 | 165克＝8分滿碗 |
| 小番茄 | 220克＝8分滿碗 | 釋迦 | 60克＝8分滿碗 |
| 香蕉 | 70克＝大1/2根 | 玫瑰桃 | 145克＝8分滿碗 |
| 柳丁 | 130克＝8分滿碗 | 楊桃 | 170克＝8分滿碗 |
| 蘋果 | 115克＝8分滿碗 | 棗子 | 130克＝8分滿碗 |
| 蓮霧 | 165克＝8分滿碗 | 榴槤 | 45克＝約2平匙 |
| 奇異果 | 105克＝8分滿碗 | 西洋梨 | 105克＝8分滿碗 |
| 芭樂 | 160克＝8分滿碗 | 加州李 | 120克＝8分滿碗 |
| 哈蜜瓜 | 150克＝8分滿碗 | 百香果 | 140克＝約2個 |
| 鳳梨 | 110克＝8分滿碗 | 紅毛丹 | 80克＝8分滿碗 |
| 愛文芒果 | 150克＝8分滿碗 | 草莓 | 160克＝8分滿碗 |
| 木瓜 | 150克＝8分滿碗 | | |

## 乳品類1份代換量

- 1份全脂奶類約150大卡(含蛋白質8克、醣類12克、脂肪8克)
- 1份乳品類約120大卡(含蛋白質8克、醣類12克、脂肪4克)
- 1份脫脂奶類約80大卡(含蛋白質8克、醣類12克、脂肪微量＋)

| 種類 | 食物名稱 | 代換量 | 食物名稱 | 代換量 |
|---|---|---|---|---|
| 全脂奶類 | 全脂鮮奶<br>起司片 | 240cc＝1杯<br>45克＝2片 | 全脂奶粉 | 30克＝4匙免洗湯匙 |
| 低脂奶類 | 低脂鮮奶<br>低脂起士 | 240cc＝1杯<br>40克＝2片 | 低脂奶粉 | 25克＝3匙免洗湯匙 |
| 脫脂奶類 | 脫脂鮮奶 | 240cc＝1杯 | 脫脂奶粉 | 20克＝2.5匙免洗湯匙 |
| 其他 | 優格 | 210克＝1杯 | 優酪乳 | 240cc＝1杯 |

## 豆魚蛋肉類1份代換量

- 1份低脂豆魚蛋肉類約55大卡(含蛋白質7克、脂肪3克)
- 1份中脂豆魚蛋肉類約75大卡(含蛋白質7克、脂肪5克)
- 1份高脂豆魚蛋肉類約120大卡以上(含蛋白質7克、脂肪10克以上)
- 以下皆為可食部分生重

| 種類 | 食物名稱 | 代換量 | 食物名稱 | 代換量 |
|---|---|---|---|---|
| 低脂 | 蝦米 | 15克＝1匙免洗湯匙 | 乾干貝 | 15克＝1匙免洗湯匙 |
| | 小魚干 | 5克＝1匙免洗湯匙 | 蝦仁 | 50克＝2匙免洗湯匙 |
| | 花枝 | 60克＝約3塊 | 九孔 | 45克＝約3個 |
| | 章魚 | 55克＝約3塊 | 文蛤 | 100克＝帶殼約1碗 |
| | 蟳 | 35克＝6蟳半隻 | 雪螺(去殼) | 80克＝4匙免洗湯匙 |
| | 蜆 | 80克＝帶殼約1碗 | 牡蠣 | 65克＝3匙免洗湯匙 |
| | 豬心 | 45克＝約1兩手掌大 | 牛腱 | 35克＝約1兩手掌大 |
| | 豬里肌 | 35克＝約1兩手掌大 | 一般魚類 | 35克＝約1兩手掌大 |
| | 雞腿 | 40克＝雞腿半隻 | 雞胸肉 | 30克＝約1兩手掌大 |
| | 黃豆 | 20克＝2匙免洗湯匙 | 黑豆 | 25g＝2匙 |
| | 蛋白 | 60克＝2顆蛋的蛋白 | 濕豆包 | 30克＝約2/3塊 |
| | 無糖豆漿 | 190毫升＝1杯 | 干絲 | 40克＝1份 |
| 中脂 | 豬小排 | 35克＝約1兩手掌大 | 豬大排 | 35克＝約1兩手掌大 |
| | 牛排 | 35克＝約1兩手掌大 | 羊肉 | 35克＝約1兩手掌大 |
| | 虱目魚 | 35克＝約1兩手掌大 | 鮭魚 | 35克＝約1兩手掌大 |
| | 鱈魚 | 50克＝約1兩手掌大 | 肉魚 | 35克＝約1兩手掌大 |
| | 雞蛋 | 55克＝1顆 | 鵪鶉蛋 | 60克＝約6顆 |
| | 五香豆干 | 35克＝約2/3片 | 嫩豆腐 | 140克＝半盒盒裝豆腐 |
| | 傳統豆腐 | 80克＝2小方格 | | |
| 高脂 | 秋刀魚 | 35克＝約1兩手掌大 | 五花肉 | 50克＝約1兩手掌大 |
| | 牛腩 | 40克＝約1兩手掌大 | 香腸 | 40克＝約1條 |
| | 熱狗 | 50克＝約1條 | | |

# 特 別 收 錄 2
# 最常見食物的GI值 &GL值排行榜

## GI值&GL值的考量

升糖指數
（GI）燈號 ▶

食物「**質**」的考量

| 燈號 | 代表意義 | |
|---|---|---|
| ● 綠燈 | 低GI食物 | GI值 ≦ 55 |
| ○ 黃燈 | 中GI食物 | GI值介於56~69 |
| ● 紅燈 | 高GI食物 | GI值 ≧70 |

升糖負荷
（GL）燈號 ▶

食物「**質**」＋「**攝取量**」的考量

| 燈號 | 代表意義 | |
|---|---|---|
| ● 綠燈 | 低升糖負荷 | GL值 ≦10 |
| ○ 黃燈 | 中升糖負荷 | GL值介於11~19 |
| ● 紅燈 | 高升糖負荷 | GL值≧20 |

▶ **升糖指數（Glycemic index, GI值）**：指的是「食物」對血糖上升速度快、慢程度影響。

▶ **升糖負荷值（Glycemic Load, GL值）**：是升糖指數加入「攝取量」的概念，即選擇低GI食物，同時管理碳水化合物攝取總量，有助於糖尿病患者控制血糖。糖尿病患者盡量選擇低GI食物（GI值≦55）；一整天飲

食的GL值加總起來盡量≦120為佳。

▶ **低GL飲食**：一整天飲食的GL值加總起來＜80。

▶ **高GL飲食**：一整天飲食的GL值加總起來＞120。

## 水果類GI值&GL值排行榜

| 項目 | 水果 | 升糖指數燈號 | GI值 | 升糖負荷燈號 | GL值 |
|---|---|---|---|---|---|
| 1 | 黑醋栗 | ● | 22 | ● | 2 |
| 2 | 紅櫻桃 | ● | 25 | ● | 2 |
| 3 | 葡萄柚 | ● | 25 | ● | 3 |
| 4 | 覆盆子 | ● | 31 | ● | 2 |
| 5 | 杏桃 | ● | 34 | ● | 3 |
| 6 | 青梅子 | ● | 34 | ● | 3 |
| 7 | 蘋果 | ● | 36 | ● | 5 |
| 8 | 西洋梨 | ● | 38 | ● | 8 |
| 9 | 水梨 | ● | 38 | ● | 4 |
| 10 | 草莓 | ● | 40 | ● | 1 |
| 11 | 水蜜桃 | ● | 42 | ● | 5 |
| 12 | 柳丁 | ● | 45 | ● | 5 |
| 13 | 奇異果（紐西蘭） | ● | 47 | ● | 6 |
| 14 | 香蕉 | ● | 51 | ● | 13 |
| 15 | 藍莓 | ● | 53 | ● | 5 |
| 16 | 葡萄 | ● | 59 | ● | 11 |
| 17 | 芒果 | ● | 60 | ● | 9 |
| 18 | 木瓜 | ● | 60 | ● | 17 |
| 19 | 哈密瓜 | ● | 65 | ● | 4 |
| 20 | 鳳梨 | ● | 66 | ● | 6 |
| 21 | 芭蕉 | ● | 68 | ● | 21 |
| 22 | 麵包果 | ● | 68 | ● | 18 |
| 23 | 西瓜 | ● | 72 | ● | 4 |
| 項目 | 水果相關製品 | 升糖指數燈號 | GI值 | 升糖負荷燈號 | GL值 |
| 24 | 去籽加州梅乾 | ● | 29 | ● | 10 |
| 25 | 梅乾 | ● | 32 | ● | 10 |
| 26 | 無花果乾 | ● | 61 | ● | 11 |

| 27 | 優鮮沛蔓越莓果乾 | ● | 62 | ● | 19 |
|---|---|---|---|---|---|
| 28 | 葡萄乾 | ● | 64 | ● | 28 |
| 29 | 水梨罐頭水果 | ● | 44 | ● | 5 |
| 30 | 橘子片罐頭水果 | ● | 47 | ● | 6 |
| 31 | 水蜜桃罐頭水果 | ● | 52 | ● | 9 |
| 32 | 覆盆子果汁 | ● | 26 | ● | 3 |
| 33 | 番茄汁 | ● | 38 | ● | 4 |
| 34 | 西梅汁 | ● | 43 | ● | 15 |
| 35 | 蘋果汁 | ● | 44 | ● | 13 |
| 36 | 柳橙汁 | ● | 46 | ● | 12 |
| 37 | 鳳梨汁 | ● | 46 | ● | 15 |
| 38 | 葡萄柚汁 | ● | 48 | ● | 9 |
| 39 | 紅石榴汁 | ● | 53 | ● | 21 |
| 40 | 椰子水 | ● | 55 | ● | 10 |
| 41 | 優鮮沛蔓越莓果汁 | ● | 56 | ● | 16 |

## 蔬菜類GI值&GL值排行榜

蔬菜類的食物本質因僅含少量或不含碳水化合物，是不需要評價GI值的。

## 全穀雜糧類GI值&GL值排行榜

| 項目 | 全穀雜糧類 | 升糖指數燈號 | GI值 | 升糖負荷燈號 | GL值 |
|---|---|---|---|---|---|
| 穀 類 | | | | | |
| 1 | 精白米-蓬萊米（短粒米） | ● | 85 | ● | 33 |
| 2 | 精白米-在來米（長粒米） | ● | 76 | ● | 30 |
| 3 | 精白米-泰國香米（長粒米） | ● | 79 | ● | 37 |
| 4 | 精白米-越光米（短粒米） | ● | 76 | ● | 35 |
| 5 | 糙米 | ● | 66 | ● | 22 |
| 6 | 糯米 | ● | 87 | ● | 24 |
| 7 | 精白米飯（平均值） | ● | 72 | ● | 29 |
| 8 | 精白米飯-在來米飯 | ● | 75 | ● | 28 |

| | | | GI | | GL |
|---|---|---|---|---|---|
| 9 | 精白米飯-泰國香米飯 | ● | 109 | ● | 46 |
| 10 | 糙米飯 | ● | 72 | ● | 29 |
| 11 | 糯米飯 | ● | 98 | ● | 31 |
| 12 | 米糠粥 | ● | 19 | ● | 3 |
| 13 | 白粥 | ● | 69 | ● | 23 |
| 14 | 紫米粥／黑糯米粥 | ● | 42 | ● | 14 |
| 15 | 糯米粥 | ● | 65 | ● | 21 |
| 16 | 燕麥粥 | ● | 55 | ● | 13 |
| 17 | 小米粥 | ● | 62 | ● | 22 |
| 18 | 雜糧粥（含燕麥片、小麥、全黑小麥、全裸麥、大麥和白米） | ● | 55 | ● | 19 |
| 19 | 米漿 | ● | 92 | ● | 29 |
| 20 | 年糕 | ● | 82 | ● | 17 |
| 21 | 全大麥 | ● | 22 | ● | 9 |
| 22 | 去殼大麥／洋薏仁 | ● | 28 | ● | 12 |
| 23 | 全小麥 | ● | 45 | ● | 15 |
| 24 | 全燕麥 | ● | 59 | ● | 3 |
| 25 | 全蕎麥 | ● | 51 | ● | 15 |
| 26 | 白藜麥／象牙藜 | ● | 50 | ● | 17 |
| 27 | 紅藜麥／藜麥 | ● | 54 | ● | 18 |
| 28 | 全裸麥/全黑麥 | ● | 29 | ● | 11 |
| 29 | 全畫眉草籽 | ● | 57 | ● | 19 |
| 30 | 全菰米／全野米 | ● | 57 | ● | 18 |
| 31 | 糙米＝全菰米 | ● | 45 | ● | 18 |
| 32 | 庫斯庫斯／北非小米 | ● | 65 | ● | 9 |
| 33 | 甜玉米（生） | ● | 52 | ● | 17 |
| 34 | 甜玉米（熟） | ● | 60 | ● | 11 |
| | **根莖薯類** | | | | |
| 35 | 地瓜（生） | ● | 48 | ● | 16 |
| 36 | 地瓜（熟，切塊烹調） | ● | 70 | ● | 22 |
| 37 | 炸地瓜 | ● | 76 | ● | 34 |
| 38 | 烤地瓜 | ● | 82 | ● | 37 |
| 39 | 南瓜（熟，切塊烹調） | ● | 66 | ● | 12 |

| | | | | | |
|---|---|---|---|---|---|
| 40 | 芋頭（熟，切塊烹調） | ● | 72 | ● | 19 |
| 41 | 山藥（生） | ● | 54 | ● | 20 |
| 42 | 馬鈴薯（生） | ● | 70 | ● | 12 |
| 43 | 水煮馬鈴薯 | ● | 82 | ● | 21 |
| 44 | 烤馬鈴薯 | ● | 86 | ● | 22 |
| 45 | 冷拌馬鈴薯泥 | ● | 56 | ● | 12 |
| 46 | 炸薯條 | ● | 64 | ● | 21 |
| 47 | 洋芋片 | ● | 56 | ● | 12 |
| 48 | 樹薯（熟） | ● | 46 | ● | 12 |
| 49 | 樹薯粉（蒸熟） | ● | 70 | ● | 12 |
| 50 | 西谷米 | ● | 93 | ● | 17 |
| 51 | 蓮藕粉 | ● | 33 | ● | 3 |
| **植物果實或種子類** | | | | | |
| 52 | 扁豆（生） | ● | 28 | ● | 5 |
| 53 | 綠豆（熟） | ● | 31 | ● | 5 |
| 54 | 花豆（熟） | ● | 34 | ● | 9 |
| 55 | 皇帝豆（熟） | ● | 36 | ● | 11 |
| 56 | 冷凍豌豆／豌豆仁（熟） | ● | 51 | ● | 4 |
| 57 | 嘴豆（熟） | ● | 33 | ● | 10 |
| 58 | 蠶豆 | ● | 79 | ● | 9 |
| **麵條** | | | | | |
| 59 | 龍口粉絲（乾） | ● | 26 | ● | 12 |
| 60 | 冬粉/粉絲（熟） | ● | 39 | ● | 18 |
| 61 | 米粉（熟） | ● | 61 | ● | 23 |
| 62 | 烏龍麵（熟） | ● | 62 | ● | 30 |
| 63 | 蕎麥麵 | ● | 59 | ● | 25 |
| 64 | 通心粉 | ● | 50 | ● | 24 |
| 65 | 全麥義大利麵（熟） | ● | 42 | ● | 17 |
| 66 | 義大利麵（熟） | ● | 46 | ● | 22 |
| 67 | 千層麵（熟） | ● | 55 | ● | 26 |
| 68 | 小麥麵條（乾麵） | ● | 46 | ● | 19 |
| 69 | 小麥麵條（濕麵） | ● | 82 | ● | 34 |
| **早餐穀物及其相關產品** | | | | | |
| 70 | 麥麩小麥片（Bulgur wheat） | ● | 47 | ● | 12 |
| 71 | 麥麩小麥片（煮熟） | ● | 53 | ● | 14 |

| 編號 | 名稱 | GI | GI值 | GL | GL值 |
|---|---|---|---|---|---|
| 72 | 傳統大麥麥片（煮熟） | ● | 66 | ● | 25 |
| 73 | 即沖即食大麥麥片 | ● | 69 | ● | 14 |
| 74 | 膨化小麥穀物 | ● | 80 | ● | 17 |
| 75 | 傳統燕麥片 | ● | 57 | ● | 11 |
| 76 | 即沖即食燕麥片 | ● | 79 | ● | 21 |
| 77 | 即沖即食全麥燕麥（粉）糊 | ● | 74 | ● | 22 |
| 78 | Muesli雜錦穀物片 | ● | 56 | ● | 10 |
| 79 | Weet-Bix™澳洲全穀片 | ● | 69 | ● | 12 |
| 80 | Weet-Bix™澳洲燕麥麩穀片 | ● | 57 | ● | 11 |
| 81 | 桂格膨化小麥麥片 | ● | 67 | ● | 13 |
| 82 | 桂格即沖即食燕麥片 | ● | 65 | ● | 17 |
| 83 | 桂格玉米片（含麩皮） | ● | 75 | ● | 15 |
| 84 | 家樂氏高纖麥麩®麥麩麥片 | ● | 50 | ● | 12 |
| 85 | 家樂氏葡萄（乾）麥維® | ● | 61 | ● | 12 |
| 86 | 家樂氏全麥維®小麥片 | ● | 60 | ● | 12 |
| 87 | 家樂氏迷你穀物®小麥片 | ● | 58 | ● | 12 |
| 88 | 家樂氏Special K®香脆麥米片系列-蜂蜜燕麥 | ● | 77 | ● | 13 |
| 89 | 家樂氏可可力® | ● | 77 | ● | 20 |
| 90 | 家樂氏玉米片® | ● | 81 | ● | 20 |
| 91 | 爆米花-奶油口味 | ● | 62 | ● | 6 |
| **麵包類** | | | | | |
| 92 | 白土司 | ● | 75 | ● | 11 |
| 93 | 烤土司 | ● | 60 | ● | 8 |
| 94 | 全麥麵包 | ● | 69 | ● | 9 |
| 95 | 80%全大麥麵包 | ● | 67 | ● | 13 |
| 96 | 100%全大麥麵包 | ● | 67 | ● | 9 |
| 97 | 75%小麥麵粉＋10%裸麥麥粉＋15%麥麩製成的麵包 | ● | 40 | ● | 6 |
| 98 | 50%麥麩小麥片製的麵包 | ● | 58 | ● | 11 |
| 99 | 75%麥麩小麥片製的麵包 | ● | 48 | ● | 10 |
| 100 | 油炸甜甜圈 | ● | 75 | ● | 15 |
| 101 | 麥當勞麥香雞漢堡 | ● | 66 | ● | 25 |

## 豆魚蛋肉類GI值&GL值排行榜

| 項目 | 豆魚蛋肉類 | 升糖指數燈號 | GI值 | 升糖負荷燈號 | GL值 |
|---|---|---|---|---|---|
| 1 | 黃豆 | ● | 15 | ● | 1 |
| 2 | 黑豆 | ● | 30 | ● | 7 |
| 3 | 無糖豆漿 | ● | 20 | ● | 1 |
| 4 | 含糖豆漿 | ● | 44 | ● | 8 |
| 5 | 市售含糖豆奶 | ● | 47 | ● | 7 |
| 6 | 蛋撻 | ● | 45 | ● | 10 |

## 油脂及堅果種子類GI值&GL值排行榜

| 項目 | 油脂與堅果種子類 | 升糖指數燈號 | GI值 | 升糖負荷燈號 | GL值 |
|---|---|---|---|---|---|
| 1 | 花生 | ● | 13 | ● | 1 |
| 2 | 花生粉 | ● | 7 | ● | 0 |
| 3 | 鹹香烘焙腰果 | ● | 25 | ● | 3 |
| 4 | 鹹香烘焙的綜合堅果 | ● | 24 | ● | 4 |

## 乳品類GI值&GL值排行榜

| 項目 | 乳品類 | 升糖指數燈號 | GI值 | 升糖負荷燈號 | GL值 |
|---|---|---|---|---|---|
| | 乳製品 | | | | |
| 1 | 全脂奶 | ● | 31 | ● | 4 |
| 2 | 低脂奶 | ● | 30 | ● | 4 |
| 3 | 脫脂奶 | ● | 32 | ● | 4 |
| 4 | 脫脂奶粉 | ● | 27 | ● | 3 |
| | 發酵乳產品 | | | | |
| 5 | 低脂水果優格（添加糖） | ● | 33 | ● | 10 |
| 6 | 低脂水果優格（添加代糖 阿斯巴甜） | ● | 14 | ● | 2 |
| 7 | 優格（添加檸檬果料） | ● | 67 | ● | 30 |
| 8 | 養樂多活菌發酵乳 | ● | 46 | ● | 5 |
| 9 | 養樂多Light活菌發酵乳 | ● | 36 | ● | 3 |

| | 衛福部核准之特殊營養食品 | | | | |
|---|---|---|---|---|---|
| 10 | 亞培葡勝納®嚴選即飲配方 | ● | 16 | ● | 2.5 |
| 11 | 亞培葡勝納®SR菁選即飲配方 | ● | 19 | ● | 5 |
| 12 | 亞培葡勝納®SR粉狀配方 | ● | 30 | | |
| 13 | 雀巢立攝適糖尿病專用配方（液體-草莓） | ● | 30 | | 未標示 |
| 14 | 雀巢立攝適糖尿病專用配方（液體-香草） | ● | 26 | | 未標示 |
| 15 | 雀巢立攝適穩優糖尿病專用配方（粉狀） | ● | 22 | | |
| 16 | 桂格完膳營養素50鉻配方（液體） | ● | 38.1 | | 未標示 |
| 17 | 桂格完膳營養素 糖尿病適用配方（液體） | ● | 38.91 | | 未標示 |
| 18 | 桂格完膳營養素 糖尿病穩健配方（粉狀） | ● | 29.9 | | |
| 19 | 三多補體康 D糖尿病營養配方（液體） | ● | 29.6 | ● | 6.9 |
| 20 | 思耐得金補體素 鉻100（液體）（不甜／清甜） | ● | 51.4 | | 未標示 |
| 21 | 益富益葡寧糖尿病適用配方（粉狀） | ● | 43.2 | | |
| | 其他 | | | | |
| 22 | 卡士達醬（平均值） | ● | 35 | ● | 6 |
| 23 | 即食香草布丁 | ● | 40 | ● | 6 |
| 24 | 即食巧克力布丁 | ● | 47 | ● | 7 |
| 25 | 雀巢甜煉乳 | ● | 61 | ⬤ | 33 |
| 26 | 冰淇淋（平均值） | ● | 62 | ● | 8 |

資料來源：International Tables of Glycemic Index and Glycemic Load Values: 2008
Fiona S. Atkinson, RD, Kaye Foster-Powell, RD, and Jennie C. Brand-Miller, PHD
Diabetes Care. 2008 Dec; 31(12): 2281–2283.

國家圖書館出版品預行編目資料

食物代換速查輕圖典 / 郭常勝等著 . -- 修訂一版 .
-- 臺北市：三采文化 , 2018.04
　　面；　公分 . -- ( 健康輕事典；11 )
ISBN 978-986-342-979-1（平裝）

1. 食物 2. 營養 3. 圖錄

411.3025　　　　　　　　　　107004043

有鑑於個人健康情形因年齡、性別、病史和特殊情況而異，建議您，若有任何不適，仍應諮詢專業醫師之診斷與治療建議為宜。

**suncolor**
三采文化集團

健康輕事典 11
# 食物代換速查輕圖典【增修版】

作者｜郭常勝、涂美瑜、邱敏甄、王柏勝、林芸甄
主編｜石玉鳳　　責任編輯｜郭純靜、鄭微宣、藍尹君
美術主編｜藍秀婷　　封面設計｜薛雅文、謝孃瑩　　美術編輯｜施佩怡、陳育彤　　攝影｜林子茗

發行人｜張輝明　　總編輯｜曾雅青　　發行所｜三采文化股份有限公司
地址｜台北市內湖區瑞光路 513 巷 33 號 8 樓
傳訊｜ TEL:8797-1234　FAX:8797-1688　　網址｜ www.suncolor.com.tw
郵政劃撥｜帳號：14319060　戶名：三采文化股份有限公司
初版發行｜ 2018 年 4 月 20 日　定價｜ NT$320
　　11刷｜ 2024 年 6 月 5 日

著作權所有，本圖文非經同意不得轉載。如發現書頁有裝訂錯誤或污損事情，請寄至本公司調換。 All rights reserved.
本書所刊載之商品文字或圖片僅為說明輔助之用，非做為商標之使用，原商品商標之智慧財產權為原權利人所有。